DAVID DEIDA

Erleuchteter Sex

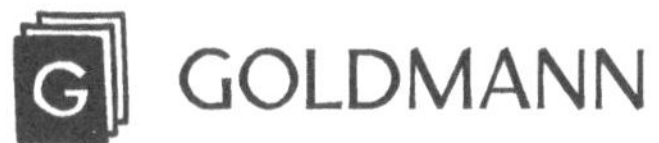

Buch

Sexualität wird oft missverstanden. Sie ist mehr als nur Triebbefriedigung und steht vor allem nicht im Gegensatz zu Spiritualiät oder Religiosität. David Deida hat sich zeitlebens mit der Polarität Mann/Frau beschäftigt. Hier stellt er in konzentrierter Form die wichtigsten Atem- und Entspannungstechniken für wahrhaft göttlichen Sex vor. Deidas Synthese von taoistischen Energietechniken und psychologischen Erkenntnissen eröffnet Partnerschaften sowohl physisch als auch energetisch neue Dimensionen.

Autor

David Deida genießt international Ansehen für seine Einsichten in die Verschiedenheit von Mann und Frau. Er verbindet alte taoistische Liebestechniken mit Energiearbeit und westlicher Psychologie. Deida veranstaltet weltweit Seminare über spirituelles Wachstum und sexuelle Energien. Seine Bücher erscheinen in mehr als 20 Sprachen.

Außerdem von David Deida im Programm

Der Weg des wahren Mannes
Sex als G ebet
Nackt zur Wahrheit
Du bist Liebe

auch als E-Book erhältlich

David Deida

Erleuchteter Sex

Ekstase als spiritueller Weg

Aus dem amerikanischen Englisch
von Andrea Panster

GOLDMANN

Die amerikanische Originalausgabe erschien 2004 unter dem Titel
»The Enlightened Sex Manual« bei Sounds True, Inc., Boulder, Colorado, USA.

Die deutsche Erstausgabe erschien 2007 bei Arkana, München.

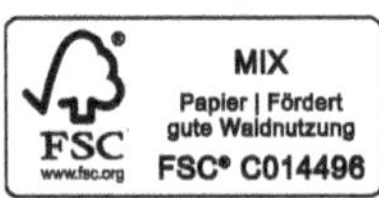

Penguin Random House Verlagsgruppe FSC® N001967

10. Auflage
Vollständige Taschenbuchausgabe März 2012

Umschlaggestaltung: UNO Werbeagentur, München
Umschlagmotiv: Getty Images / Stuart McCall
Lektorat: Christina Knüllig
SB · Herstellung: cb
Satz: Buch-Werkstatt GmbH, Bad Aibling
Druck: GGP Media GmbH, Pößneck
Printed in Germany
ISBN 978-3-442-21978-0

www.goldmann-verlag.de

Wichtiger Hinweis

Bitte diesen Abschnitt aufmerksam lesen. Die in diesem Buch beschriebenen Übungen, Lehren und Einsichten dürften allen Menschen von Nutzen sein. Dennoch wird es in dem Verständnis veröffentlicht, dass weder Autor noch Herausgeber hier ausdrücklich medizinischen, psychologischen, emotionalen, sexuellen oder spirituellen Rat erteilen. Der Inhalt dieses Buches ist zudem weder als Diagnose noch als Verordnung, Empfehlung oder Heilmittel für spezielle Probleme medizinischer, psychologischer, emotionaler, sexueller oder spiritueller Art gedacht. Jeder Mensch hat einzigartige Bedürfnisse, und das vorliegende Buch kann auf diese individuellen Unterschiede keine Rücksicht nehmen. Jeder Mensch sollte erst nach Rücksprache mit einem Arzt, Therapeuten oder mit anderen Fachleuten ein Therapieprogramm zur Behandlung, Vorbeugung, Heilung oder ganz allgemein zur gesundheitlichen Vorsorge beginnen. Wer unter Geschlechtskrankheiten, lokalen Erkrankungen der Geschlechtsorgane oder der Prostata leidet, sollte einen Arzt und einen erfahrenen Lehrer im Bereich des tantrisch orientierten Yogas konsultieren, ehe er mit den in diesem Buch beschriebenen Sexualtechniken beginnt.

Inhalt

TEIL DREI

Variationen

Einleitung

Gute Künstler verfügen über großes Können, doch *große* Künstler bringen mit ihrer Kunst eine enorme Gefühlstiefe zum Ausdruck. Das gilt auch für die Kunst der Sexualität. Ein guter Liebhaber weiß, wie er den Körper zum Singen bringt. Doch der wahre Liebhaber, ein *überlegener* Liebhaber, lässt einen Chor des Entzückens erklingen.

Ein guter Orgasmus befriedigt, doch ein wahrer Orgasmus kann Ihnen Ihr tiefstes Sein enthüllen, kann Ihnen in der lustvollen Vereinigung mit dem geliebten Menschen die vollkommene Wahrheit darüber offenbaren, wer Sie sind. Sex kann das Licht der Liebe in jeder Zelle heller leuchten lassen, über die Angst hinaus, und Ihre Herzen im unendlichen, gleißenden Licht des Seins verschmelzen. Sex kann *erleuchtet* sein – oder auch nicht.

Die meisten Menschen nehmen ihre Probleme mit ins Bett: die Anspannung eines aufreibenden Tages, eine Vorgeschichte sexueller Misserfolge, den Wunsch nach Bestätigung, dass sie geliebt werden. Während wir all diese Aspekte unserer Sexualität ans Licht holen, werden uns die Schwierigkeiten verraten, in welchen Bereichen wir uns als Nächstes öffnen müssen – körperlich, emotional und spirituell. Die helle Gegenwart der Liebe beleuchtet jeden Zwiespalt und legt ihn bloß. Wir sehen jeden Streit mit offenen Augen, nehmen ihn an, akzeptieren ihn und verstehen ihn als mögliches Tor zu den wahren Sehnsüchten der Seele.

Erleuchteter Sex zeigt, wie man das oft unkontrollierbare Aufwallen genitaler Energie in Gefühlstiefe, Offenheit und wirkliche Ekstase verwandeln kann. Sexuelle Energie kann Ihren Körper mit Licht erfüllen, Ihnen vor Wonne die Sinne schwinden lassen und alle Unterschiede in ewiger Liebe auflösen, die als ein einziges Herz erstrahlt.

Wenn die sexuelle Energie ihrer spirituellen Quelle entströmt, belebt eben jene Kraft, die sich sonst in banaleren Schauern und Zuckungen verströmt hätte, Ihre Zellen und verjüngt Ihren Geist. Wenn Sie sexuelle Intensität mit offenherziger Tiefe verschmelzen, entsteht Entzücken ganz spontan, befruchtet von der Kraft Ihrer Ängste, Befürchtungen und Hoffnungen.

Sie können das Licht Ihrer Seele im körperlichen Liebesspiel erstrahlen lassen, vorausgesetzt, Sie wissen, wie Sie den Gewohnheiten begegnen, die ein erleuchtetes Lieben verhindern. Mit den hier beschriebenen Übungen können Sie Ihre sexuellen Fähigkeiten zu einem Geschenk spiritueller Verzückung machen.

In Teil eins wird beschrieben, wie Sie die innere Energie zirkulieren lassen, um Ihr Liebesspiel mit der Freude tiefer Entspannung, genussvoller Sinnlichkeit und der Liebe des Herzens zu erfüllen. Teil zwei beschäftigt sich in erster Linie damit, wie Männer und Frauen in den Genuss multipler Ganzkörperorgasmen kommen können, die ihnen die höchste, müheloseste Seligkeit des Seins in Erinnerung rufen. In Teil drei werden Ihnen eine Reihe von Techniken zur Steigerung sexueller Lust und spiritueller Offenheit vorgestellt. Teil vier enthält Übungen für Fortgeschrittene. Sie sind für all jene Leser gedacht, die ihre sexuellen Fähigkeiten weiter ausbauen möchten.

Die in diesem Buch vorgestellten Übungen richten sich an Partner in Beziehungen jeder Art: an Männer und Frauen, homo- oder heterosexuell. Von Zeit zu Zeit werden wir von »maskuliner Energie« und »femininer Energie« sprechen, die von den Partnern beiderlei Geschlechts – unter Umständen sogar abwechselnd – zum Ausdruck gebracht werden kann, um mit den Polen der Anziehung sowohl in gleichgeschlechtlichen Beziehungen als auch in Beziehungen zwischen Partnern unterschiedlichen Geschlechts zu arbeiten. An anderer Stelle werden wir bestimmte Techniken anhand von Beispielen mit einem Mann und einer Frau erläutern. Im Laufe der Lektüre werden Sie natürlich auch Gelegenheit haben, selbst mit den Übungen zu experimentieren, sie auf Ihre eigene sexuelle Situation zu übertragen und anzupassen.

Wenn Sie dann bereit sind, die Kunst einer erleuchteten Sexualität zu praktizieren, wird Ihnen der vierte Teil des Buches als Anleitung dienen. Sie können die Übungen unabhängig von Ihrer sexuellen Orientierung, alleine oder mit einem Partner machen. Der erste Schritt besteht darin, dass Sie nachlesen, wie Sie Ihr inneres Leuchten mit anderen Menschen teilen können. Wenn Sie anschließend mit den Übungen anfangen, werden Sie den Weg des überlegenen Liebhabers einschlagen. Dann werden Sie alles verzehrende Lust bereiten, um alte Wunden zu heilen, und sich völlig offen im grenzenlosen Strahlen der Liebe hingeben.

Jeder Mensch wurde von seinen Eltern durch das Licht der Sexualität geboren. Wir erfüllen die Bestimmung unserer Geburt, indem wir diesem Licht vertrauen, das uns Gestalt gab, das uns nährt und in dem wir selig vergehen. Jahrzehntelang gaben meine Lehrer die Fertigkeiten einer erleuchteten Sexualität an mich weiter. Nun lege ich dieses Wissen in Ihre Hände.

TEIL EINS

Energiefluss

Das Licht der Liebe möchte auf die eine oder andere Weise körperlich zum Ausdruck kommen. Doch manchmal wird der sexuellen Gabe tiefster Liebe von einem Teil unseres Selbst Grenzen gesetzt, das die inneren Grenzen bewacht: von emotionaler Abwehr, einer Angst, sich zu öffnen und die tiefe Liebe zum Ausdruck zu bringen, die uns innewohnt.

Wir widersetzen uns dieser grenzenlosen Offenheit, da unser oberflächliches Selbst lieber *etwas* – und sei es nur ein angespanntes, unbefriedigtes Etwas – sein möchte als *nichts*, völlige Offenheit, grenzenlose Liebe, tiefes, unendliches Sein.

In Wirklichkeit sind wir unendliche Liebe. Gleichzeitig weigern wir uns, diese Liebe zu leben. *Diese Weigerung ist der Hauptgrund für unsere Anspannung.* Unser bittersüßes Sexualleben spiegelt das Drama vom Hin und Her zwischen tiefer Sehnsucht, offen zu lieben, und dem reflexhaften Festhalten an Sicherheit und einem oberflächlichen Selbstwertgefühl.

Beim Sex sehnen wir uns danach, unser oberflächliches Selbst abzustreifen und ganz und gar in körperlicher Freude aufzugehen, aber zugleich fürchten wir diesen Verlust. Wir sehnen uns danach, mit dem geliebten Menschen zu verschmelzen, bis unsere verletzlichen Herzen als ein Licht erstrahlen, aber wir widersetzen uns diesem Einssein. Wir sehnen uns danach, all unsere Schutzschichten aufzugeben und der Liebe nackt und bloß entgegenzutreten, aber wir fürchten diese Verletzlichkeit.

Wir sehnen uns danach, bei der körperlichen Liebe unser tiefstes Sein – die Tiefe Gottes – zu verschenken, aber wir zögern. Es gibt nicht mehr als diese Offenheit des Seins, wir sind dieses offene Sein, und doch halten wir uns voneinander fern und schützen uns voreinander. Wir weigern uns zu vertrauen.

Unsere Weigerung zu vertrauen hat ihre Wurzeln oft in der Vergangenheit: Wir wurden als Kinder missbraucht. Ein Ex-Liebhaber hat uns sitzengelassen. Unser Partner ist egoistisch, verschlossen, nicht bei der Sache, oder aber es mangelt ihm an Einfühlungsvermögen.

Es ist sehr wichtig, dass wir uns mit diesen Tatsachen des Lebens in der Begegnung, in einer Therapie, mit hilfsbereiten Freunden, weisen Lehrern und im ureigenen Hinterfragen und Erforschen auseinandersetzen. Darüber hinaus müssen wir uns tatsächlich oft – körperlich und emotional – vor Missbrauch und zerstörerischen Beziehungen schützen.

Trotz alledem lernen wir irgendwann, dass es unsere eigene Entscheidung ist, wenn wir uns emotional verschließen. Nur wir selbst sind dafür verantwortlich. Wir haben jeden Augenblick die Wahl, uns zu öffnen oder zu verschließen. *Jenseits von uns selbst gibt es nichts, was unserer Fähigkeit, Liebe zu geben und zu empfangen, Grenzen setzen könnte.* Sogar während wir die Täter anklagen und die Wunden heilen, die man uns zugefügt hat, gilt: Wenn das Herz nicht offen ist, weigern wir uns schlicht und einfach, uns unserem tiefsten Sein anzuvertrauen. Wir weigern uns, unser offenes und unendliches Wesen zum Ausdruck zu bringen. Wir weigern uns, in diesem Augenblick als Liebe zu leben.

Das Licht der Liebe möchte durch unseren Körper zum Ausdruck kommen. Und obwohl unser tiefstes Selbst sich öffnen und als Liebe leben möchte, hat unser oberflächliches Selbst Angst. Aus diesem Grund hemmen wir den spontanen Ausdruck der Liebe, der unsere Körper durchströmt. Wir tun das in erster Linie durch eine verhaltene Atmung.

Über den Atem können unsere Körper Gottes Liebe erfahren. Wenn wir willens sind, Liebe zu sein, sind wir willens, Liebe zu atmen. Wenn wir nicht willens sind, Liebe zu sein, wenn wir uns dem spontanen Ausdruck der tiefen und natürlichen Offenheit unseres Seins widersetzen, hemmen wir unsere Atmung. Wir ziehen den Bauch ein. Unser Herz schnürt sich zusammen. Wir verkrampfen uns innerlich, und es wird dunkel in uns. Unser ganzer Körper hemmt den Fluss der Energie, die durch uns erstrahlen möchte. Wir leiden darunter, dass wir uns dieser göttlichen Offenheit widersetzen. Wir leiden unter unserer Weigerung, Liebe zu sein.

Die Vorstellung, im Handumdrehen perfekten Sex zu haben, mag sich gut verkaufen. In Wirklichkeit ist viel Übung nötig, um die Blockaden zu beseitigen, die wir jahrelang in unserem Körper und in unserer Gefühlswelt aufgebaut haben. Erleuchteter Sex ist eine Möglichkeit, die Knoten zu lösen, die unser Herz einschnüren, um unsere Liebe wieder ungehindert leben zu können. Unser Atem ist der Schlüssel dazu, die Knoten in unserem Inneren zu entwirren, damit unsere Liebe voll zum Ausdruck kommen kann. Wir können anfangen, uns zu öffnen, indem wir lernen, das Licht der Liebe als sexuelle *Energie* wahrzunehmen. Wie fühlt sich Ihre sexuelle Energie an?

Stellen Sie sich vor, Sie kommen nach der Arbeit müde nach Hause. Sie legen sich aufs Sofa und entspannen sich. Sie möchten am liebsten ewig so liegen bleiben. Ihr Partner setzt sich neben Sie und massiert Ihnen sanft die Schultern. Nachdem er Ihre Muskeln geknetet hat, streicht er mit den Fingerspitzen federleicht über Ihren Hals, beugt sich über Sie und küsst Sie. Ihr Geliebter fährt fort, Sie zu massieren, er küsst Ihren Hals, Ihre Ohren, Ihre Lippen.

Ihre Atmung vertieft sich. Allmählich spüren Sie, wie etwas Energie Sie durchströmt. Ihr Geliebter lässt seine Hände über Ihre Schenkel bis zu Ihren Füßen hinabwandern. Eine Zeit lang massiert er Ihre Füße, dann nimmt er Ihre Zehen nacheinander in den Mund und saugt daran.

Sie blicken ihm in die Augen und sehen Liebe und Offenheit darin. Sie haben das Gefühl, in einen Garten der Liebe entführt zu werden. Eben war Ihr Körper noch erschöpft und leer, eine ausgelaugte Hülle. Nun ist er voller Freude, bewegt sich energiegeladen, atmet tief, schwelgt im Glück, windet und wendet sich, lebt.

Ihr Geliebter küsst sich von Ihren Füßen über Beine und Bauch bis zu Ihren Brüsten nach oben. Er öffnet die Knöpfe Ihrer Bluse und küsst die Brustwarzen. Schließlich schmiegen Sie sich eng aneinander. Seine Zunge liebkost Ihren Hals.

Jetzt werden Sie von Energie durchströmt. Sie atmen voll und tief. Sie sind hellwach. Sie reiben Ihre Lenden aneinander, Ihr Rücken wölbt sich, im Inneren Pulsieren.

Wie können Sie nun den Fluss sexueller Energie weiter verstärken, Ganzkörperorgasmen genießen, sich selbst verjüngen, Ihr Herz öffnen und sich vereint in ekstatischer Liebe hingeben? Dazu müssen Sie zunächst das Zusammenspiel zwischen Atem und sexueller Energie verstehen.

1.
Wie Sie Ihre Geschlechtsorgane mit Hilfe des Atems in Erregung versetzen und entspannen

Ihr Atem hat viele feinstoffliche Aspekte, seine beiden wichtigsten sexuellen Funktionen sind jedoch das Aufnehmen und Abgeben von Energie. Beim *Einatmen* öffnen Sie sich und *nehmen* Atem und Energie in Ihren Körper *auf.* Beim *Ausatmen* lassen Sie los und *geben* Energie *ab.* Nach der Geburt gehört das Einatmen zu den ersten Dingen, die Sie tun. Sie saugen Luft in Ihren Körper. Wenn Sie sterben, ist das Ausatmen eines der letzten Dinge, die Sie tun. Sie lassen das Leben los. Mit dem Werden und Vergehen Ihrer sexuellen Erregung verhält es sich ganz ähnlich.

Männer, denen es schwerfällt, eine Erektion zu bekommen oder zu behalten, sowie Frauen mit einer trockenen Vagina oder Vaginalschmerzen atmen oft nicht tief genug ein. Sie tun sich schwer damit, Energie und Emotionen aufzunehmen. Ihr Bauch ist nicht offen, nicht lebendig, vermag sich mit der Atemenergie nicht auszudehnen, wenn die Kraft beim tiefen Einatmen an der Vorderseite des Körpers nach unten in die Geschlechtsorgane fließt. Diese Menschen sind auch im Leben oft schwächer, als sie eigentlich sein müssten. Sie sind entweder nicht in der Lage, die Energie aufzubringen, um etwas zu erledigen, oder sie sind oft angespannt und ganz auf ihr Ziel ausgerichtet, statt in Fülle und entspannt zu sein, wenn sie etwas erledigen.

Wenn es Ihnen Schwierigkeiten bereitet, eine Erektion zu bekommen oder zu behalten, oder wenn Ihre Scheide beim Sex oft trocken bleibt und schmerzt, könnte es Ihnen helfen, die Einatmung zu verbessern. Achten Sie darauf, während des Tages und ganz besonders beim Sex kräftig und tief einzuatmen. Lassen Sie den Atem an der Vorderseite Ihres Körpers nach unten fließen, dehnen Sie den Bauch mit Ihrem Atem aus und füllen Sie die Geschlechtsorgane mit der eingeatmeten Energie. Sie sollten so kräftig einatmen, dass Sie den Druck Ihres Atems auf Ihren Genitalbereich spüren können, wenn Sie vollständig eingeatmet haben. Sie sollten bei jedem Atemzug das Gefühl haben, Sie würden eine Pumpe mit Wasser füllen, würden Geschlechtsorgane und Unterleib mit Energie füllen.

Beim Ausatmen setzen Sie Energie beziehungsweise Kraft frei. Männer und Frauen mit zu viel Energie, mit vielleicht häufigen, aber oberflächlichen Orgasmen atmen oft nicht richtig aus. Es fällt ihnen schwer, loszulassen und die Energie durch den ganzen Körper und darüber hinaus in Fluss zu lassen. Sie sind nur zu gerne bereit, Energie in sich aufzunehmen. Weil sie diese Energie jedoch weder entspannt ausatmen noch fließen lassen können, wollen sie sie unbedingt auf anderem Wege wieder loswerden. Solche Menschen werden meist schnell wütend, sind gierig nach Essen und orgasmuszentriertem Sex. Ausatmen ist eine Form von Hingabe. Auf emotionaler Ebene ist es meist so, dass sich Menschen mit unzureichender Ausatmung beim Liebesspiel nicht hingeben und deshalb nicht in der Lage sind, tief empfundene Liebe zu geben und zu empfangen.

Wenn es Ihnen Schwierigkeiten bereitet, die Ejakulation hinauszuzögern oder Sie beim Sex zu keiner tiefen emotionalen Hingabe fähig sind, wäre es möglicherweise angezeigt, die Ausatmung zu verbessern. Atmen Sie langsam und vollständig aus, lassen Sie den Atem ganz und gar entweichen, so als »vergingen« Sie vor Glück. Geben Sie beim Ausatmen jegliche Kontrolle über sich auf, damit Sie die völlige Hingabe an den Augenblick, an Ihren Partner und die Liebe spüren können. Geben Sie sich mit jedem tiefen Ausatmen mehr hin, während Sie Ihrem Partner das Geschenk Ihrer Lebenskraft und Ihrer Liebe darbringen. Lassen Sie den Atem aus Ihrem ganzen Körper, auch aus der unteren Körperhälfte entweichen, damit Ihr Bauch und Ihre Geschlechtsorgane vollkommen entspannt und in Liebe hingegeben sind.

Zusammenfassend lässt sich sagen, dass unzureichendes Einatmen ein geringes Erregungsniveau der Geschlechtsorgane zur Folge hat. Unzureichendes Ausatmen zeugt von einer schwach ausgeprägten Fähigkeit zur Energiezirkulation. Wenn Sie das Erregungsniveau Ihrer Geschlechtsorgane erhöhen möchten, sollten Sie sich in erster Linie auf das Einatmen konzentrieren. Wenn Sie die Erregung Ihrer Geschlechtsorgane dämpfen möchten, sollten Sie sich in erster Linie auf das Ausatmen konzentrieren. Beim Einatmen öffnen Sie sich, um Liebe, Leben und Energie ganz in sich aufzunehmen. Beim Ausatmen geben Sie sich hin, verschenken sich so vollkommen, dass kein Quäntchen Liebe in Ihnen zurückbleibt. Die sexuelle Begegnung ist eine Gelegenheit, die beiden emotionalen Hauptaspekte der Atmung – das Aufnehmen und das Loslassen – intensiv zu üben. Sex kann Sie mit so viel Liebesenergie erfüllen, dass die Lust und die gleißende Helligkeit beinahe unerträglich werden. Und Sex kann Sie zu so tiefer Hingabe führen, dass Sie ganz und gar loslassen, all Ihre Gaben restlos verschenken, jede Unze Ihrer Liebe und Ihrer Energie verströmen.

Wenn Sie üben, sich beim Sex mit Hilfe der Atmung mit Energie zu füllen und sich hinzugeben, verbessern Sie Ihre Fähigkeit, dies auch während des Tages zu tun. Das Ein- und Ausatmen soll Sie daran erinnern, Liebe und Energie aufzunehmen und sie wieder vollständig abzugeben, Ihre größten Gaben zu verschenken, nichts für sich zu behalten – um daraufhin von neuem erfüllt zu werden.

Eine genaue Beschreibung der Atemübungen finden Sie in Teil vier dieses Buches. Wenn Sie dann dazu bereit sind, können Sie das Buch weglegen und mit den Atemübungen beginnen.

2.
Üben Sie neue Gewohnheiten

Um Ihre Sexualität zu erleuchten, müssen Sie und Ihr Partner sich darin üben, sich mühelos Ihrem tiefsten Sein zu öffnen, während Sie zugleich die Energie ungehindert zirkulieren lassen. Leidenschaftliches sexuelles Verlangen wird als transparenter Schimmer in der Offenheit des Seins spürbar. Das Suchen endet in der Fülle strahlender Liebe.

Ein Teil dieser Techniken soll das Nervensystem mit Hilfe des Atems neu programmieren. Die meisten Menschen haben sich an Küsse und Umarmungen, an ein paar Liebkosungen und ein wenig Gefummel, vielleicht sogar an ein wenig Lecken und Saugen gewöhnt. Daran, ihre warmen, feuchten Genitalien ein paar Minuten lang aneinander zu reiben, bis die Energie sich schließlich in einer Explosion entlädt, die in ein friedliches, spannungsfreies Gefühl gelöster Erschöpfung mündet. Sex dieser Art gilt als normal, ja sogar als gut. Bedauerlicherweise trägt unsere Kultur nicht dazu bei, die Menschen in die höheren Genüsse und tieferen Wonnen der Sexualität einzuweihen.

Wenn Sie eine neue Ebene der Sexualität erreichen möchten, können Sie Ihr Nervensystem neu programmieren. Sie können lernen, Ihre bisherige Neigung zu einem gewohnheitsmäßigen Auf- und Abbau sexueller Spannung zu verringern. Sie können lernen, die Energie mit Hilfe des Atems den ganzen Tag lang ungehindert durch Ihren Körper und jede Facette Ihres emotionalen Spektrums kreisen zu lassen. Sie können üben, sich in das

Entzücken Ihres tiefen Seins hineinzuentspannen, um es anschließend als Licht der Liebe in der Offenheit Ihres Körpers zum Ausdruck zu bringen. Dieser Vorgang lässt sich in sechs Einzelschritte gliedern:

1. Beseitigen Sie Blockaden

Stellen Sie sich vor, dass die Energie durch den inneren Kreislauf Ihres Körpers fließt wie Wasser durch einen Schlauch. Wenn der Schlauch geknickt wird, wird der Fluss des Wassers blockiert und der Wasserstrahl verkümmert zu einem Rinnsal. Unterdessen steigt am Knick der Druck. Vielleicht wird der Schlauch sogar undicht und das Wasser spritzt ungenutzt heraus.

Ich gebe Ihnen ein Beispiel. Nehmen wir an, Ihr Vater war sehr laut und hat Sie als Kind oft heftig beschimpft. Zuerst bekamen Sie Angst, und Ihr sensibles Herz trug tiefe Wunden davon. Dann verschlossen Sie Ihr Herz, hielten den Atem an und verkrampften sich körperlich, um sich vor weiteren Verletzungen zu schützen. Das Ende vom Lied: Die Lebensenergie Ihres Körpers konnte nicht mehr frei fließen, wenn Sie mit maskuliner Energie in Berührung kamen. Angst, Anspannung und angestaute Energie blockierten Ihren Energiekreislauf: Auf laute, maskuline Energie reagierten Sie mit einer emotionalen Blockade.

Später, wenn Sie längst erwachsen sind, staut sich Ihre Energie immer dann, wenn Sie den scharfen, fordernden Aspekt maskuliner Energie zu spüren bekommen, zum Beispiel wenn Ihre Geliebte die Stimme hebt und Ihnen sagt, was Sie tun sollen. Die Blockade hemmt den Energiefluss. Ihr Herz verschließt sich, Ihr Atem stockt und Ihr Körper verkrampft sich.

Währenddessen steigt der Druck an. Vielleicht sind Sie wütend, hasserfüllt, fühlen sich eingeengt. Ihr innerer »Energieschlauch« ist drauf und dran zu platzen. Wenn Sie in einer eher maskulinen Verfassung sind, explodieren Sie vielleicht, greifen jemanden an oder schlagen ein Loch in die Wand. Wenn Sie in einer eher femininen Verfassung sind, richten Sie Ihre Wut vermutlich gegen sich selbst, »implodieren« und schaden sich, indem Sie sich mit Essen vollstopfen, in einen Kaufrausch verfallen oder Ihre Pflichten vernachlässigen.

Zu den emotionalen kommen möglicherweise noch körperliche Blockaden hinzu. Ihr Bauch könnte sich durch falsches Training oder eine flache Atmung verhärtet haben. Ihr Unterleib ist nicht mehr entspannt und offen. Die Energie kann nicht hindurchfließen. Eine solche Blockade kann viele Auswirkungen haben: mangelndes sexuelles Verlangen, fehlende Erregungsfeuchte, die Unfähigkeit, eine Erektion oder einen Orgasmus zu bekommen, ja sogar fehlendes Durchsetzungsvermögen im Umgang mit anderen. Der harte Bauch verhindert, dass die Energie mit ihrer ganzen Kraft an der Vorderseite Ihres Körpers nach unten fließen und Ihnen die Kraft zum Handeln geben kann, die Ihnen andernfalls zur Verfügung stünde.

Außer emotionalen und körperlichen Blockaden können auch geistige Blockaden den Energiefluss hemmen. Vielleicht ergehen Sie sich tagaus, tagein wie besessen in denselben sexuellen Fantasien: Sie werden gefesselt und zum Orgasmus gezwungen, verführen die Frau Ihres besten Freundes, finden einen Liebhaber, der sie niemals verlässt. Möglicherweise kreisen Ihre Gedanken auch um Dinge, die jemand bei der Arbeit über Sie gesagt hat.

Eine solche geistige Blockade kann Ihren Energiefluss hemmen – ganz besonders, da sich dieser beim Sex verstärkt. Während Sie versuchen, den Sex zu genießen, kann sich die gesteigerte sexuelle Energie in endlosen Gedanken-, Hoffnungs- und Bilderschleifen verfangen und deshalb nicht in der Lage sein, einen Kreislauf der Fülle in Ihrem Körper aufzubauen. Teile Ihres Körpers werden taub, verkrampfen sich oder schmerzen. Sexuell gesehen wird es Ihnen an Kraft fehlen, und Ihre Lust bleibt gering. Präsenz und Liebesenergie sind in Ihrem Kopf gefangen und werden von einer geistigen Blockade gehemmt.

Der erste Schritt besteht also darin, emotionale, körperliche und geistige Blockaden abzubauen. Dazu gibt es viele Möglichkeiten. Weil jeder Mensch einzigartig ist, müssen Sie herausfinden, welche Methoden bei Ihnen am besten funktionieren. Für gewöhnlich ist eine Kombination aus verschiedenen Praktiken am wirkungsvollsten, und es kann sein, dass sich Ihr tägliches Übungsprogramm mit der Zeit verändert, während Sie wachsen und Belastungen in Ihr Leben treten und wieder daraus verschwinden.

Sie könnten zum Beispiel zum Psychotherapeuten gehen, um einige Mutterprobleme zu lösen, die Sie offenbar alleine nicht bewältigen können. Zudem könnten Sie Massagen, Hatha-Yoga oder Tai Chi einsetzen, um die Kanäle im Körper zu öffnen und die Energie ungehinderter fließen zu lassen. Auch eine Ernährungsumstellung könnte angezeigt sein. Ehrenamtliches Engagement und der Dienst am Nächsten sind oft gute Möglichkeiten, den vollen Fluss der Liebe im Körper in Schwung zu bringen. Auch Singen und Tanzen können sehr dazu beitragen, dass die inneren Energiekanäle geöffnet bleiben.

Probieren Sie herum, hören Sie auf den Rat der Menschen, denen Sie vertrauen, und finden Sie so heraus, auf welche Behandlungsmethoden und Therapien Ihre gegenwärtigen Probleme am besten ansprechen und wie die Methoden helfen, Blockaden zu beseitigen, die Sie emotional, körperlich oder geistig hemmen. Entscheiden Sie sich für die Möglichkeiten, die auf Ihre individuellen Bedürfnisse eingehen und Ihnen helfen, Ihre größten Gaben zum Ausdruck zu bringen. Ein Grundsatz spirituellen Wachstums lautet, dass die größten Gaben oft hinter den hartnäckigsten Blockaden verborgen sind.

2. Ganz wichtig: Energie in Fluss bringen

Lernen Sie, die Energie durch den natürlichen Kreislauf des Körpers fließen zu lassen, statt sie in die Geschlechtsorgane zu pumpen, bis sie platzen, ganz so, als wären Sie ein einziges riesiges Geschlechtsorgan, das von Kopf bis Fuß von orgastischem Licht und orgastischer Energie durchströmt wird. Ihr Herz öffnet sich immer weiter, bis Ihre Liebe sich ins Unendliche ausdehnt und Sie und Ihr Partner vom Entzücken des Seins verschlungen werden, das Angst und Verlangen hinfällig macht.

Dazu müssen Sie lernen, die Energie unablässig durch die natürlichen Bahnen des Körpers zu lenken, sie am Rückgrat aufsteigen und an der Vorderseite des Körpers wieder nach unten fließen zu lassen. Sie lernen, Muskelverschlüsse an bestimmten Stellen Ihres Körpers einzusetzen, um den Kreislauf zu unterstützen. Eine umfassende Schritt-für-Schritt-Anleitung zum

Aufbau Ihres energetischen Kreislaufs finden Sie in Teil vier dieses Buches.

Grundübung: Energiekreislauf

Wenn sich Ihre Geschlechtsorgane beim Sex mit Energie füllen, *atmen Sie aus* und spannen die Beckenbodenmuskulatur an. Ziehen Sie den Beckenboden leicht nach oben, als wollten Sie beim Wasserlassen den Urinstrahl unterbrechen. Fühlen oder visualisieren Sie, wie die sexuelle Energie beim Ausatmen an der Wirbelsäule entlang *nach oben* in den Kopf steigt. Beim *Einatmen* lassen Sie die Energie an der Vorderseite des Körpers *nach unten* fließen, so dass Ihr Bauch anschwillt, während er sich mit Atem und Energie füllt. Ziehen Sie die Energie bis in die Geschlechtsorgane und bis zum Beckenboden herab.

(Wie im vierten Teil dieses Buches ausgeführt wird, ist es manchmal besser, die Energie beim *Einatmen* die Wirbelsäule *hinaufsteigen* zu lassen und sie über die Körpervorderseite *nach unten auszuatmen.* Ihre Energie kreist jedoch immer an der Wirbelsäule nach oben und an der Körpervorderseite nach unten.)

Lassen Sie die Energie auf diese Weise immer weiter kreisen, spannen Sie beim Ausatmen die Beckenbodenmuskulatur an und ziehen Sie den Beckenboden nach oben, während Sie die Energie an der Wirbelsäule aufsteigen lassen, um sie anschließend beim Einatmen an der Vorderseite des Körpers nach unten in den Bauch und in die Geschlechtsorgane zu ziehen.

Dieser energetische Kreislauf, der an der Wirbelsäule entlang nach oben und an der Vorderseite des Körpers nach unten verläuft, verdeutlicht die Bewegung der Energie im natürlichen Zustand. Wenn Sie sowohl während des Liebesspiels als auch im Laufe des Tages üben, so zu atmen und Energie auf diese Weise zu lenken, beseitigen Sie die Blockaden, die den freien Fluss der Energie sowohl beim Sex als auch in anderen Fällen stören. In Teil vier dieses Buches finden Sie die vollständigen Anleitungen sowie fortgeschrittene Techniken zum Lenken der inneren Energie.

Mit etwas Übung werden Ihre Orgasmen durch Ihren Körper nach oben explodieren, Sie in tiefem Entzücken baden, mit Licht erfüllen und alle Widerstände hinwegfegen, damit die Liebe ungehemmt fließen kann. Anspannung schmilzt in intensiver Liebe und Offenheit dahin und verfliegt. Ob Mann oder Frau, homo- oder heterosexuell, Ihr Körper lernt, lange Phasen orgastischen Entzückens auszuhalten, was Ihnen zuvor nicht gelungen wäre.

Mit der Zeit lernen Sie, sich liebevoll zu öffnen und diese Wonnen zu ertragen, obwohl sie all Ihre bisherigen Empfindungen an Intensität übertreffen. Während Sie von Lustgefühlen überwältigt werden, vollkommen gelöst sind und die Kraft der Liebe Sie erhellt, verflüchtigen sich Ihre Blockaden in der mühelosen Tiefe des Seins wie Wolken im hellen Licht der Sonne. Sie erstrahlen, zumindest für einen kurzen Augenblick, in unendlichem Frieden und grenzenloser Liebe, und die körperliche Umarmung wird zu einer spirituellen Offenbarung.

Wenn Sie regelmäßig üben, wird Ihr Leben sich verändern. Sie werden gesünder und lebendiger. Ihr Geist wird geschärft und vertieft sich, das Reaktionsvermögen nimmt zu. Ihre Gefühle werden leicht und lebendig fließen, ohne schwer zu werden oder sich zu stauen. Dadurch, dass Sie lernen, trotz des unvermeidlichen Schmerzes und der Lust beim Liebesspiel offen zu bleiben, verbessern Sie Ihre Fähigkeit, auch angesichts der Freuden und der Probleme des Alltags offen zu bleiben. Sie lernen, auf einer neuen Ebene der Bewusstheit, der Kraft und der spirituellen Offenheit zu leben.

3. Wie Sie auch mit einem starken Energiefluss gut umgehen können

Für viele Menschen bedeutet Entspannung so viel wie ein niedriges Energieniveau. Sie fühlen sich nur wohl, wenn ihre Energie erschöpft ist, zum Beispiel nach einer üppigen Mahlzeit oder einem Orgasmus. Sie können mit langen energiereichen Phasen nicht umgehen, ohne sich überdreht, gestresst oder nervös zu fühlen. Sie können es kaum erwarten, ein Bier zu trinken, mit einem Freund zu plaudern, fernzusehen, sich mit Essen vollzustopfen oder zu masturbieren.

Wenn Sie sich eine erleuchtete Sexualität wünschen, müssen Sie sich darum bemühen, ein hohes Energieniveau über lange Zeit hinweg aufrechtzuhalten und gleichzeitig entspannt und offen zu bleiben. Es ist, als verbreitere sich dadurch der Schlauch, durch den das Wasser strömt. Mehr Wasser kann hindurchfließen, der Druck verringert sich. Sie fühlen sich auch dann noch wohl, wenn Ihr Körper, Ihr Geist und Ihre Gefühle von großer Kraft durchströmt sind. Ihr Körper ist wie ein praller Feuerwehrschlauch, der mit einer beweglichen Kraft gefüllt ist. Ihr Geist ist ruhig – und doch rege, hell, bereit zur Einsicht. Ihr

Herz ist lebendig, verletzlich und zugänglich. Mag sein, dass Sie mal in Tränen und dann wieder in Gelächter ausbrechen, aber ganz gleich was Sie tun, Ihre Lebenskraft strömt stark und ungehindert durch Sie hindurch.

Wenn Sie sich zwei Menschen ansehen, einen normalen und einen überlegenen Liebhaber, werden Sie einen Unterschied feststellen. Im Laufe des Tages schwankt der normale Liebhaber in der Aktivität oder im Bett zwischen Erregung, hektischer Aktivität und Erschöpfung. Der überlegene Liebhaber dagegen handelt stets kraftvoll und kreativ. Er ruht, wenn es notwendig ist, statt zusammenzubrechen, weil er sich in einem energetischen Feuerwerk verausgabt hat.

Um ein hohes Energieniveau halten zu können, müssen Sie üben, die Lecks in Ihrem Energiekreislauf zu stopfen und die Energie zu leiten, die sich in Ihrem Körper aufbaut. Hören Sie auf zu zappeln. Vermeiden Sie unnötige Zwischenmahlzeiten. Ejakulieren Sie nicht zu oft oder vermeiden Sie allzu häufige Orgasmen. Reden Sie nicht zu viel. Sehen Sie nicht fern und lesen Sie weder Zeitungen noch Kataloge, Bücher oder Zeitschriften nur so aus Gewohnheit. Knirschen Sie nicht mit den Zähnen und klopfen Sie nicht gedankenlos mit dem Bleistift auf den Tisch.

Wenn Sie aufhören, Ihre Energievorräte durch derartige Gewohnheiten zu plündern, fällt Ihnen zunächst vielleicht auf, dass Sie ängstlich werden. Das liegt daran, dass mehr Energie durch Ihren Körper fließt, als er zu bewältigen gewohnt ist. Früher hätten Sie vielleicht eine Freundin angerufen oder in der Dusche masturbiert, um diese Energie loszuwerden und

Ihre innere Kraft zu drosseln. Doch da Sie inzwischen viele dieser undichten Stellen verschlossen haben, wächst der innere Druck.

Sie können den Zuwachs an innerer Kraft dadurch ertragen, dass Sie den Energiefluss durch den natürlichen Kreislauf des Körpers unterstützen. Mit der Zeit werden Sie immer stärkere Energieströme durch sich hindurchleiten können. Ihre inneren »Schläuche« können sich entfalten und weiten, und das frühere energetische Rinnsal wird zu einem starken Kraftstrom anschwellen. Es wird Ihnen sehr viel besser gelingen, große Energiemengen kreisen zu lassen, wenn Sie Ihre Kraft nicht mehr beim Fernsehen, in Orgasmen, beim Plaudern, Naschen und Zappeln vergeuden.

4. Selbstheilung und Verjüngung durch fließende Energie

Sobald die größten Blockaden in Ihrem Energiekreislauf beseitigt sind und die Energie Sie mit voller Kraft durchströmt, können Sie die gesteigerte sexuelle Energie zu Heilzwecken verwenden. Indem Sie visualisieren und eine klare Absicht verfolgen, können Sie Energie in Nieren, Leber, Lungen, Magen und zu anderen inneren Organen lenken. Sie können die Energie in Körperteile lenken, die Traumata oder Verletzungen erlitten haben. Sie können Bereiche Ihres Körpers öffnen, die durch die Anforderungen des Alltags verkrampft oder geschwächt sind. Stellen Sie sich bei der Lektüre der folgenden Übung einfach vor, Sie würden sie machen.

Entfachen und lenken Sie Ihre heilende Energie

Diese einfache Übung zur Steigerung und Zirkulation innerer Energie beginnt damit, dass Sie sich aufrecht hinstellen. Die Füße stehen parallel und etwa schulterbreit auseinander, die Zehen sind nach vorne gerichtet. Gehen Sie leicht in die Knie. Heben Sie die Arme etwa auf Herzhöhe. Runden Sie die Arme, winkeln Sie die Ellbogen ganz leicht an und drehen Sie die Handflächen zur Brust, als wollten Sie einen großen Medizinball umarmen. Lassen Sie die Zungenspitze locker am Gaumen ruhen. Entspannen Sie sich so weit wie möglich, ohne dabei die Haltung zu verändern: Die Füße stehen flach auf dem Boden, die Wirbelsäule ist lang, Sie blicken mit halb geschlossenen Augen auf den Horizont.

Lassen Sie Ihren Atem kreisen, wie Sie das auch während des Liebesspiels üben. Ziehen Sie beim Einatmen Energie an der Vorderseite des Körpers nach unten, füllen Sie den Bauch mit so viel Kraft und Atem, bis Sie Druck auf Ihren Geschlechtsorganen spüren. Ziehen Sie nun die Geschlechtsorgane sowie die gesamte Beckenbodenmuskulatur zusammen, atmen Sie dabei aus und lassen Sie die Energie an der Wirbelsäule emporsteigen.

Lächeln Sie, damit Sie sich nicht allzu sehr versteifen. Lächeln Sie mit Ihrem Gesicht und spüren Sie, wie das Innere Ihres ganzen Körpers lächelt, vor allem Bauch und Brust. Bleiben Sie mit angewinkelten Beinen stehen und strecken Sie die Arme vor sich aus, als wollten Sie einen großen Energieball vor der Brust umarmen. Achten Sie darauf, dass der untere Rücken entspannt bleibt. Stellen Sie sich vor, an Ihrem Kopf sei ein himmlischer

Faden befestigt, der ihn nach oben zieht, und an Ihrem Steißbein hänge ein 500 Kilogramm schweres Gewicht, das es nach unten zieht, Ihre Wirbelsäule verlängert und entspannt. Sie können das Gesicht nun etwas entspannen. Bewahren Sie sich jedoch das Gefühl des inneren körperlichen Lächelns, besonders dann, wenn es allmählich schwierig wird, die Position zu halten.

Wenn Sie so stehen bleiben und das zirkulierende Atmen praktizieren, wird das Ihre innere Energie ebenso steigern wie die sexuelle Stimulation. Manche Menschen können den inneren Energiefluss mehr, andere weniger deutlich wahrnehmen. Machen Sie sich also keine Gedanken, wenn Sie anfangs nicht spüren, wie die Energie an der Wirbelsäule entlang nach oben und an der Vorderseite des Körpers nach unten strömt. Wenn Sie weiterüben, wenn sich Blockaden auflösen und die Energie Sie kräftiger durchströmt, werden Sie sie besser wahrnehmen können.

Wenn Sie einen stechenden Schmerz in Ihren Gelenken verspüren, zum Beispiel in Knien, Hüften oder Schultern, gehen Sie sofort aus dieser Haltung heraus und machen Sie eine Pause. Es ist jedoch normal, wenn Ihre Muskeln zittern und Sie Hitze- oder Kältewallungen bekommen, während Sie lernen, Ihre Energie kreisen zu lassen. Wenn Ihre Beine oder Ihr ganzer Körper zu zittern anfangen, ist das vollkommen in Ordnung. Machen Sie einfach weiter, behalten Sie die Position bei, legen Sie die Zunge bei geschlossenem Mund an den Gaumen. Atmen Sie stets durch die Nase, atmen Sie Ihre Energie an der Wirbelsäule entlang nach oben und an der Körpervorderseite nach unten und lächeln Sie innerlich. Machen Sie diese Übung jeden

Tag ein paar Minuten und steigern Sie sich allmählich, bis Sie ungefähr zehn Minuten so stehen können.

Denken Sie daran, dass die Herzgegend immer weich, offen und entspannt sein sollte. Manchmal hilft es, wenn Sie sich bei dieser Übung vorstellen, den geliebten Menschen zu umarmen.

Sobald Sie spüren, wie die Energie an der Wirbelsäule nach oben und an der Vorderseite des Körpers nach unten fließt, können Sie sich vorstellen oder visualisieren, wie die Energie in die Körperteile strömt, die sie am dringendsten benötigen. Nehmen wir an, Sie hätten nach einem anstrengenden Tag einen Knoten im Bauch. Während Sie beim Atemholen die Energie an der Körpervorderseite nach unten schicken, atmen Sie gleichzeitig direkt in die Anspannung in Ihrem Bauch hinein. Es sollte sich anfühlen, als würden Sie einen Luftballon aufblasen, als würden Sie den Knoten mit der Kraft Ihres Atems weiten, damit er sich lockert und löst. Beim Ausatmen setzen Sie dann die in dem Knoten gespeicherte Spannung frei, damit sie ungehindert durch Ihren inneren Kreislauf fließen kann. Atmen Sie neue Energie in den Knoten hinein und lassen Sie die Energie kreisen. Wiederholen Sie das ein paar Minuten. Wenn Sie das Gefühl haben, dass die Spannung Ihren Körper verlassen möchte, atmen Sie sie durch Ihre Hände und Füße aus.

Sie können diese Stehübung nicht nur dazu verwenden, bestimmte Körperteile mit Energie zu versorgen. Sie können die vermehrte Energie damit auch in emotionale Bereiche lenken, die der Heilung bedürfen. Wenn Sie etwa als Kind sexuell missbraucht worden sind, können Sie die Situation des Missbrauchs vorsichtig und liebevoll mit einem Partner nachstellen, dem Sie vertrauen. Wenn Sie sich dann mitten in der traumatischen Situation befinden, können Sie die vermehrte innere Energie durch die Hindernisse und Windungen lenken und so den natürlichen Kreislauf Ihres Körpers wiederherstellen.

Sie können diese Übung in Verbindung mit sexueller Stimulation machen und dabei den Anweisungen in Teil vier dieses Buches folgen. Sie können Ihre innere Energie aber auch dadurch zum Fließen bringen und den natürlichen Kreislauf wiederherstellen, dass Sie die oben beschriebene Stehübung etwas anpassen und eine sitzende oder liegende Position einnehmen, um die Situation des Missbrauchs besser nachstellen zu können. Derartige Übungen sollten am besten unter der Aufsicht von psychologisch oder medizinisch ausgebildetem Fachpersonal gemacht werden.

Indem Sie lernen, die gesteigerte Energie mitfühlend und liebevoll durch Ihren Kreislauf fließen zu lassen, können Sie emotionale und körperliche Blockaden beseitigen, die auf Grund alter Verletzungen und immer wiederkehrender Erinnerungen entstanden sind. Wenn fleißiges Üben Ihren Körper geöffnet hat und Sie Ihre Energie kreisen lassen können, kann die gänzliche körperliche und emotionale Heilung außergewöhnlich schnell vonstatten gehen.

Mit etwas Übung können Sie immer tiefere Ebenen von Spannungsresten befreien, die sich in Folge alter Verletzungen und Traumata in Ihrem Körper und in Ihrem Geist angesammelt haben. Gleichzeitig lernen Sie, die Tag für Tag neu entstehenden Blockaden sogleich aufzulösen, wenn sie sich bilden. Wenn die *alten* Blockaden und Widerstände genügend Aufmerksamkeit erfahren und schließlich geheilt sind, geht es beim Üben fast nur noch darum, wie offen oder verschlossen Sie *im Augenblick* sind. Liebe sein oder Nicht-Liebe sein? Nur das ist die Frage.

5. Auch beim Sex: reines Bewusstsein und Liebe

Beim Sex kann man sich leicht in den energetischen Vorgängen verlieren. Sex ist manchmal so lustvoll, dass man alles andere vergisst – oder so scheußlich, dass man davonlaufen möchte. Sexuelle Energie kann so glückselig intensiv oder so schmerzhaft blockiert sein, dass man sich von den Empfindungen und Gefühlen ablenken lässt. Manchmal ist der Liebesakt aufregend oder so langweilig, dass Sie sich nur noch darauf konzentrieren, eine bestimmte Technik zu perfektionieren, mit der Sie sich selbst oder Ihren Partner befriedigen können.

Doch erleuchteten Sex praktizieren Sie nicht in erster Linie um der Befriedigung willen. Ebenso wenig geht es darum, in sinnlicher Lust, flüchtigen Gedanken oder bedrückenden Gefühlen zu versinken. Erleuchteten Sex praktizieren Sie in erster Linie deshalb, um Liebe zu leben – indem Sie die offene, grenzenlose und bewusste Tiefe Ihres Seins erkennen und sich in diese Tiefe hinein entspannen. Ganz gleich, ob Sie sich im Augenblick gerade gut oder schlecht fühlen.

Wenn Sie sich durch alle Empfindungen hindurchspüren, gelangen Sie zur offenen Quelle der Empfindung. Wenn Sie durch alle Gedanken hindurchspüren, gelangen Sie in den offenen Raum, in dem Gedanken entstehen. *Wenn Sie durch Ihre sexuellen Vorlieben oder Abneigungen hindurchspüren, gelangen Sie zu der Liebe, die Sie sind.*

Ihr wahres Wesen ist Offenheit, Weite und Liebe. Auf dem Weg des überlegenen Liebhabers üben Sie zu sein, wer Sie wirklich sind. Es geht nicht darum, dass Sie sich verändern. Es geht darum, dass Sie erkennen, wer Sie tief in Ihrem Inneren wirklich sind – wer Sie sind, wer Sie stets waren und wer Sie immer sein werden. Es geht darum, diese Erkenntnis zu festigen, damit Ihr ganzes Handeln – im Laufe des Tages und sogar in der Nacht, während Sie träumen – ganz spontan dieser entspannten und natürlichen Offenheit des Seins entspringen kann und nicht aus Ihren belastenden Bedürfnissen und Ängsten heraus.

Bei der Festigung dieser Erkenntnis ist es eine große Hilfe, wenn Sie die Energiekanäle Ihres Körpers öffnen, was mit den beschriebenen sexuellen Techniken sehr erfolgreich erreicht werden kann. Dieser Heilungsprozess ist nicht unbedingt nötig, doch die meisten Menschen müssen zumindest ein paar ihrer inneren Blockaden abbauen, um die Praxis der Erkenntnis auch künftig mit genügend Energie und Aufmerksamkeit fortzuführen.

Mit anderen Worten, wenn Sie sich beim Sex oft von Lust oder Schmerz ablenken lassen, wird es Ihnen an Energie oder an Aufmerksamkeit fehlen, um sich auch weiterhin um die Erkenntnis zu bemühen, wer Sie eigentlich sind. Sexuelle Verletzungen und Wünsche sind mit die häufigsten Ablenkungsursachen – nicht nur während des Liebesaktes, sondern auch im Laufe des Tages. Ein großer Teil unseres emotionalen Leids wurzelt in unseren sexuellen Ambitionen und Hemmungen.

Wenn Sie diese Knoten nicht lösen, rauben sie Ihnen unter Umständen immerfort Energie und nagen an Ihrer Konzentration. Statt zu meditieren, werden Sie dann von »dem Richtigen« oder dem wohlgeformten Po Ihrer Kollegin träumen. Statt zu lieben, stopfen Sie sich bloß mit Essen voll und ertränken Ihre Geschmacksknospen in Alkohol, weil Ihr Partner Sie wegen einer anderen hat sitzenlassen. Selbst Menschen, die in ihrer spirituellen Praxis schon sehr weit fortgeschritten sind, werden von ungelösten sexuellen Problemen und emotionalen Blockaden gequält.

Deshalb besteht der erste Schritt für viele darin, sich über ihre sexuellen Wünsche klar zu werden und den blockierten Energiefluss wieder in Schwung zu bringen, der sich in ihren emotionalen Wunden staut. Wenn das jedoch erledigt ist, und auch schon vor Abschluss dieses Prozesses, liegt das Hauptaugenmerk der Praxis darauf, das Bewusstsein zu befreien und Liebe selbst zu leben. Die in Teil vier dieses Buches beschriebenen Atemübungen können in hohem Maße heilen und beleben. Sie verleihen dem Körper und den Gefühlen Energie und eine natürliche Offenheit. Aber Sie können sich auch in diesen Übungen verlieren, wenn Sie glauben, sie schenkten Ihnen höchste Erlösung. Das können sie nicht.

Sie müssen die Liebe, die den ganzen Vorgang antreibt, deshalb bereits spüren, wenn Sie nur eine Atemübung machen. Spüren Sie die strahlende Offenheit der Liebe, die Sie in Form Ihrer Empfindungen, Gedanken und Gefühle durchflutet. Spüren Sie die Liebe, die Sie zu einer erleuchteten Sexualität drängt. Dieselbe Liebe drängt auch Ihren Partner – sofern Sie einen Partner haben. Spüren Sie in Ihr Herz, in das Herz Ihres Partners hinein und fühlen Sie jeden Gedanken und jede Empfindung so vollständig, dass Sie sich unversehens öffnen und zu dem Gefühl selbst werden.

Verlieren Sie sich nicht in den Übungen. Konzentrieren Sie sich nicht so sehr auf die Techniken, dass für die eigentliche Übung nichts mehr übrig bleibt – nämlich Liebe zu sein, sich weit zu öffnen und bewusst zu fühlen. Wenn Sie beim Üben nicht lächeln können, nehmen Sie die Sache zu ernst. Wenn Sie nicht spüren, dass letzten Endes alle Energieübungen sinnlos sind, weil Ihr Körper so oder so sterben und verfaulen wird, dann kann das Perfektionieren des Energieflusses selbst zur Sucht werden.

Sie können weder Ihren Körper noch Ihre Sexualität oder Ihren Energiefluss perfektionieren. Es wird gute und schlechte Tage geben, so lange, bis Sie sich schließlich irgendwann für immer verabschieden. Nur Ihr Vertrauen in die Liebe können Sie perfektionieren. Sie können den Vorsatz stärken, sich durch die Ereignisse und Empfindungen jedes Augenblicks hindurchzuspüren, damit Sie sich durch nichts mehr davon ablenken lassen, wer Sie wirklich sind. Sie bleiben einfach, wie Sie sind und immer waren – sind sich der Ewigkeit und Weite Ihres Wesens bewusst, sind offene Liebe, sind des strahlenden Seins gewahr.

Sie können die Wahrheit Ihres grenzenlosen Seins vergessen – und vergessen, dass Sie es vergessen haben. Oder Sie können sich daran erinnern und üben, die elementare Offenheit jedes Augenblicks zu erkennen. Sobald Sie es vergessen und zumachen, wird Ihre Aufmerksamkeit wandern, um den Stress abzubauen, den die emotionale Abwehr verursacht. Diese ständige Anspannung schmerzt und veranlasst Sie dazu, nach einem

Heilmittel zu suchen. Vielleicht denken Sie sogar, in Ihrem Leben fehle etwas. Sie wollen mehr Geld, einen besseren Liebhaber oder zumindest mehr von ihrem jetzigen geliebt werden. Jeder Augenblick spiegelt Bedürftigkeit, und Sie sind nie frei genug, sich durch Ihr gegenwärtiges Handeln hindurchzuspüren und sich einfach als ewiges Geschenk der Liebe darzubieten. Stattdessen jagt in Ihrem Leben ein Stress den anderen, und dann ist Schlafenszeit. Aus Tagen und Nächten werden plötzlich Jahre. Alles ist immer irgendwie gleich, aber die Dynamik ist zu stark, um ihr Einhalt zu gebieten. Das Leben verfliegt.

Doch in dem Augenblick, in dem Sie sich durch Ihr Tun hindurchspüren, werden Sie sich der offenen Glückseligkeit des Seins bewusst, nach der all Ihr Tun eigentlich strebt. Sie handeln, aber Sie handeln nicht mehr, um etwas zu werden oder etwas zu bekommen. Stattdessen entströmt Ihr Tun ganz natürlich dem Kern Ihres wahren Seins. Ihr Handeln ist der *Ausdruck* von Offenheit und Liebe, nicht das *Streben* danach. So ist zum Beispiel die Sexualität ein Geschenk des Lichts der Liebe, keine gierige Hoffnung, die erfüllt werden soll. Sie und Ihr Partner haben Sex, um die Liebe noch heller erstrahlen zu lassen, um die Liebe körperlich und auch seelisch zu feiern, um jenes grenzenlose Bewusstsein zu umfassen, das Sie tief im Inneren sind.

6. Liebe überwindet alles

Während Ihre Praxis beim Sex und im Alltag reift, kommt die Liebe immer voller und klarer zum Ausdruck. Keine Knoten fesseln Sie. Sie spüren sich durch Blockaden hindurch oder lösen sie auf. Energie fließt mühelos. Sie konzentrieren sich darauf, die Durchlässigkeit Ihres Seins zu erkennen. Sie sind willens, alles anzunehmen, ohne zurückzuschrecken und sich zu verschließen. Sie schenken mehr Liebe als je zuvor, da Sie weder Sex noch die Aufmerksamkeit Ihres Partners brauchen, um erfüllt zu sein.

Wenn Sie dieses Stadium erreicht haben, verschließen Sie sich nicht mehr so schnell. Sie bleiben offen, selbst wenn Ihr Partner Sie mit Absicht oder aus Versehen verletzt. Ihr Herz ist immer weit. Verletzt man Sie, weinen Sie. Bereitet man Ihnen Lust, stöhnen Sie. Ihr Herz bleibt offen, verletzlich, lebendig, ausdrucksvoll, empfindsam, furchtlos und ungeschützt. Diese tiefe Offenheit des Herzens wirkt sich auf Ihren Partner und auf alle Menschen Ihrer Umgebung aus. Sie wirkt sich auf die Kinder, Ihre Freunde, Ihr Zimmer und letzten Endes auf die ganze Welt aus.

Und doch können Sie trotzdem noch verletzt, trotzdem noch krank werden. Es wird weiterhin gute und schlechte Zeiten geben. Doch Sie erleben all das mit offenem Herzen. Sie fügen der Angst und dem Stress, der Sie umgibt, nicht noch zusätzlich welchen hinzu. Vielmehr nehmen Sie die aufreibenden Kräfte der Welt in Ihr Herz auf. Bereitwillig erdulden Sie die Lieblosigkeit anderer, weil es für Sie nicht mehr in Frage kommt, sich zu verschließen. Sie kennen die Wahrheit der Liebe, und Sie leben die Liebe, wie sehr Sie auch leiden. Sie sind einfach reine Offenheit, die in allem und durch alles zum Ausdruck kommt – auch durch die Sexualität.

3.
Benutzen Sie die Zunge wie einen Schalter

Ihr Mund und vor allem Ihre Zunge sind wichtig für den Fluss sexueller Energie, der von den Geschlechtsorganen an der Wirbelsäule entlang nach oben und durch den Kopf an der Vorderseite des Körpers bis zum Beckenboden nach unten verläuft, was in Teil vier dieses Buches genau beschrieben wird. Wenn Sie sich darin üben, sexuelle Energie in diese Kreisbahn zu lenken, werden Sie merken, wie wichtig die Zungenposition ist.

Solange Sie die Zungenspitze leicht an den Gaumen drücken, fließt die Energie ungehindert. Die Zunge sollte sowohl während des Liebesspiels als auch im Laufe des Tages so oft wie möglich Kontakt mit dem Gaumen haben. Dann kann die Energie durch den Kopf strömen, an der Vorderseite des Körpers nach unten fließen und den gesamten Kreis durchlaufen.

Wenn der Mund offen bleibt oder die Zunge nicht am Gaumen ruht, ist der innere Kreislauf unterbrochen. Die Energie bleibt im Kopf stecken und kann nicht über die Vorderseite des Körpers nach unten abfließen. Sie können sich nicht in der Fülle Ihrer inneren Kraft und einer gelösten sexuellen Vitalität entspannen. Die gestaute Energie kann nicht fließen und füllt Ihren Kopf deshalb mit Gedanken, Ängsten, Spannungen und Fantasien.

Wenn die sexuelle Energie nicht im Fluss ist, sammelt sie sich an verschiedenen Stellen des Körpers an. Manchmal werden die Wirbelsäule und verschiedene Organe von der gestauten, stagnierenden Energie in Mitleidenschaft gezogen. Für gewöhnlich staut sich die Energie im Kopf und/oder in den Geschlechtsorganen. Sollte das der Fall sein, haben Sie ständig das Bedürfnis, die Spannung mit konventionellen Genitalorgasmen und/oder ständigem Denken abzubauen.

Wird die Zunge nicht richtig platziert und der Energiekreislauf nicht geschlossen, kommt es vor, dass der Wechsel von Spannungsaufbau und Entladung in Form von exzessivem Denken und übermäßigen Orgasmen zur Sucht wird. Weil der natürliche innere Kreislauf unterbrochen ist, kann die Energie nicht ungehindert durch den Körper strömen. Ihr Denken verkrampft sich, sexueller Druck baut sich auf. Beide Symptome werden immer stärker. Sie sind besessen von Ihrem Kopf und von Ihrem Schwanz. Achten Sie deshalb bewusst darauf, wo sich Ihre Zunge befindet.

Experimentieren Sie während des Liebesspiels bewusst mit der Position Ihrer Zunge. Spüren Sie, wie sich der Energiefluss je nach Zungenposition verändert. Bringen Sie die Zungenspitze mit verschiedenen Stellen am Gaumen in Kontakt: Mit dem Punkt direkt hinter Ihren Schneidezähnen, mit der Gaumenmitte oder weit hinten mit dem weichen Teil Ihres Gaumens. Wie verändert sich der Energiefluss von den Geschlechtsorganen über die Wirbelsäule in den Kopf, wenn Sie die Zunge ganz fest an den Gaumen drücken? Was geschieht, wenn Sie den Gaumen nur leicht mit der Zungenspitze berühren?

Halten Sie die meiste Zeit über Kontakt zwischen Zungenspitze und Gaumen. Wählen Sie die Stelle und den Druck, die Ihnen am angenehmsten sind. Unterbrechen Sie den Kreislauf nur, wenn Sie sprechen, lachen, essen oder Ihren Mund aus einem anderen Grund bewusst öffnen. Achten Sie darauf, wie Sie sich fühlen, nachdem Sie sich an die bewusste Platzierung der Zunge gewöhnt haben.

Beim Sex können Sie den Körper Ihrer Geliebten mit der Zunge berühren, um auf diesem Wege Energie abzugeben und aufzunehmen. Sie können mit Ihrer Geliebten Energie austauschen, indem Sie mit der Zunge Kontakt zu ihrer Zunge, ihren Lippen, Geschlechtsorganen, Brustwarzen, ihrem Hals, ihren Ohren, Füßen und ihrem Bauchnabel herstellen – zu jedem beliebigen Körperteil.

Berühren Sie den Hals Ihrer Geliebten zunächst zärtlich mit der Zungenspitze. Lassen Sie die Zungenspitze ganz langsam über ihre Haut gleiten. Achten Sie darauf, wie sich das auf den Energiefluss in Ihrem Körper auswirkt. Nach dieser sanften Berührung drücken Sie die Zunge fester in ihren Hals, als wollten Sie bis tief ins Herz eindringen.

Orientieren Sie sich, was Intensität, Druck und Art der Berührung angeht, an den Reaktionen Ihrer Partnerin. Achten Sie nicht nur darauf, was für Laute sie von sich gibt und wie sie sich bewegt, sondern lernen Sie, ihren Energiefluss zu spüren. Anfangs können Sie diesen vielleicht nur undeutlich wahrnehmen, doch mit der Zeit werden Sie die Energie im Körper der Geliebten sehr genau spüren, während Sie zugleich den eigenen öffnen und lernen, Herz und Atem mit ihrem Herzen und ihrem Atem zu verschmelzen.

Erforschen Sie nun den Mund Ihrer Geliebten mit der Zunge. Was passiert, wenn Sie die Zunge an den Gaumen Ihrer Geliebten pressen? Versuchen Sie es mit direktem Zungenkontakt. Experimentieren Sie, klemmen Sie ihre Oberlippe zwischen Zunge und Lippen. Spüren Sie, wie über die Zunge kühle feminine und heiße maskuline Energie ausgetauscht wird.

Zunge und Geschlechtsorgane haben vieles gemeinsam. Beide eignen sich hervorragend zum Übertragen von Energie. Beide sind sowohl für Ihren eigenen körperlichen Energiefluss als auch für den Ihrer Partnerin von Bedeutung. Wenn man mit ihnen umzugehen weiß, kann das die sexuelle Energie beider Partner steigern. Wenn man nicht mit ihnen umzugehen weiß, kann die Energie versehentlich fehlgeleitet werden. Dann fühlen Sie sich entweder aufgrund von Energieverlusten erschöpft, oder die blockierte Energie führt zu Spannungen.

Im Allgemeinen sollte die Zunge beim Sex entweder locker am Gaumen ruhen, damit der innere Energiekreislauf geschlossen ist, oder bewusst dazu eingesetzt werden, Energie in den Körper der Partnerin zu leiten. Das Geheimnis besteht darin, immer von neuem zu erspüren, welche Wirkung die Zunge sowohl auf Ihre Partnerin als auch auf Sie selbst hat. Dann bewegt sie sich geschickt im Liebesspiel und imitiert nicht länger einen gierig hechelnden Hund.

4.
Wie Sie den Energiefluss mit den Augen lenken

Ihre Augen sind starke Energieregulatoren. Was Sie mit den Augen machen, hat großen Einfluss darauf, worauf sich Ihre Energie richtet.

Wenn Sie sich beim Sex zum Beispiel allzu sehr bemühen, Ihren Partner »zu lieben«, kann diese übertriebene Anstrengung in den weit aufgerissenen, hervorquellenden Augen zum Ausdruck kommen, mit denen Sie in die Augen Ihres Partners starren. Bei diesem stieren Liebesblick staut sich die Energie hinter den Augen und im Kopf, statt ungehindert durch den Körper zu kreisen. Ihr Kopf sieht aus, als wolle er jeden Augenblick platzen. Ein wahrlich liebevoller Blick ist meist entspannt und hat nichts mit dem Gestarre zu tun, das man so häufig bei wohlmeinenden »spirituellen« Menschen antrifft, die versuchen, liebevoll zu sein.

Wenn sich Ihr Blick an einem bestimmten Körperteil Ihres Partners festsaugt, stockt auch Ihr Energiefluss. Es ist keineswegs falsch, die Sexualorgane des Partners zu betrachten. Es ist sogar ein wichtiger Teil des Liebesspiels, dass beide Partner einander in ihrer sexuellen Gestalt erkennen. Doch bleibt Ihr Blick hängen, wenn Sie bestimmte Körperteile des Partners lange anstarren, gerät Ihre Energie ins Stocken. Genießen Sie stattdessen seine Schönheit, lassen Sie Ihren Blick ungehindert, entspannt und anerkennend, aber ohne starre Fixierung über seinen ganzen Körper wandern.

Wenn die Augen entspannt sind, kann auch die Energie entspannter fließen. Doch wenn der Blick ziellos über den Körper des Partners irrt, irren auch Ihre Gedanken ziellos umher. Ihre Augen sollten wie Seide über die Haut Ihres Partners gleiten: fließend, liebevoll und zärtlich. Fahren Ihre Augen ruckartig und angestrengt umher, überträgt sich das auf Ihre Gedanken, Gefühle und den Atem.

Achten Sie darauf, ob Sie beim Sex die Augen- oder Schläfenmuskulatur anspannen. Bleiben Sie konzentriert, aber entspannen Sie die Augen, so dass Sie liebevoll schauen statt angestrengt zu starren. Wenn die sexuelle Erregung wächst, fangen Sie vielleicht an zu schielen oder verkrampfen die Augen auf andere Weise. Üben Sie, den Blick auch auf dem Höhepunkt der sexuellen Stimulation zu entspannen. Auf diese Weise kann Ihre Energie besser durch den ganzen Körper fließen, ohne von der Anspannung in Kopf und Gesicht blockiert zu werden.

Wenn Sie die Augen schließen, richtet sich Ihre Energie eher nach innen. Manchmal ist das angebracht. Oft aber schließen Menschen die Augen, um vor dem Beziehungsaspekt der Sexualität zu fliehen, ganz so, als befriedigten sie sich selbst. Wenn Sie die Augen schließen, sind Sie Ihrer Fantasiewelt unter Umständen näher als der Realität des Liebesspiels mit dem Partner. Bei geschlossenen Augen kann es auch vorkommen, dass sich Ihre Konzentration ganz auf die eigenen körperlichen Empfindungen richtet und es Ihnen deshalb nicht mehr so gut gelingt, sich in Ihren Partner einzufühlen und durch ihn hindurchzuspüren.

Bemühen Sie sich, die Augen bewusst einzusetzen. Wie Sie wissen, sollte die Zunge entspannt am Gaumen ruhen, falls Sie sich nicht bewusst für eine andere Möglichkeit entschieden haben. Entsprechend sollten die Augen offen und entspannt bleiben, sofern Sie sie nicht bewusst anderweitig einsetzen möchten.

Eine der besten Möglichkeiten, die Augen beim Liebesspiel einzusetzen, ist der tiefe Blick in die Augen des Partners. Selbst wenn Ihr Partner emotional verschlossen wirkt, sollten Sie sich bemühen, die Offenheit und Liebe hinter seiner Angst oder Anspannung wahrzunehmen. Indem Sie hinter die einzelnen Abwehrschichten blicken, können Sie bewusst mit der Liebe in seinem Herzen in Verbindung treten und sie immer mehr an die Oberfläche holen.

Während Ihre Liebe tief in den Partner eindringt und seine Abwehr beseitigt, begegnet sie auch seiner Liebe. Ihre Offenheit verschmilzt mit seiner Offenheit. Ihrer beider Liebe wird eins. In Augenblicken wie diesen betrachtet sich die Liebe durch Ihrer beider Augen selbst. *Unterschiede verschwinden, es gibt nur noch eine Liebe, die durch zwei Körper zum Ausdruck gelangt.* Das ist erleuchtete Sexualität.

Sollten Sie je den Wunsch verspüren, beim Sex kurz die Augen zu schließen, können Sie auch die geschlossenen Augen gut einsetzen. Richten Sie den Blick nicht auf die Innenseiten der Augenlider, sondern blicken Sie mit geschlossenen Augen ins Unendliche. Das heißt, der Blick der geschlossenen Augen sollte weit in die Ferne gerichtet sein, so als sähen Sie in den schwarzen Nachthimmel hinein. Ein solch tiefer Blick wird Ihre Empfänglichkeit für die Empfindungen des Augenblicks vertiefen, die geistige Anspannung lösen und eine intensive, ungehinderte Energiezirkulation in Ihrem Körper unterstützen.

Sie sollten die Kraft Ihrer Augen nicht nur während des Liebesspiels, sondern auch beim Orgasmus bewusst einsetzen. Wenn Sie oder Ihr Partner einen Orgasmus haben, bleiben Ihre Augen offen und entspannt. Blicken Sie einander weiterhin tief in die Augen. Statt die Augen zu schließen, sehen Sie und werden beim Orgasmus gesehen. Lassen Sie den Partner Zeuge Ihrer Ekstase werden – und umgekehrt.

Lassen Sie den intensiven Austausch von Liebe auch beim Orgasmus nicht abreißen. Verschenken und empfangen Sie die Liebe mit Ihrem ganzen Körper und offenen Augen, die tief in die Augen des Partners blicken. Es gibt nichts zu verbergen und keinen Grund für einen »Privatorgasmus« hinter geschlossenen Lidern. Von Zeit zu Zeit möchten Sie beim Orgasmus die Augen vielleicht dennoch schließen. Besonders dann, wenn Sie gerade erst lernen, den Energiefluss im Inneren zu spüren. Beachten Sie jedoch die allgemeine Richtlinie, die Augen offen zu halten und tief, aber entspannt in die Augen des Partners zu blicken.

Sehen Sie beim Sex gelegentlich nach oben, als wollten Sie die Mitte Ihrer Stirn betrachten. Sie können die Lider dabei offen lassen oder auch schließen. Der Blick nach oben unterstützt den Fluss der Energie aus den Geschlechtsorganen an der Wirbelsäule nach oben und erhöht dadurch die Wahrscheinlichkeit, dass Sie anstelle eines schnellen, abwärtsgerichteten Druckabbaus lange, aufwärtsströmende Orgasmen tiefen Entzückens erleben.

Wenn Sie den Blick nach oben richten, die Beckenbodenmuskulatur anspannen und die Energie beim Ausatmen an der

Wirbelsäule entlang nach oben steigen lassen, kann es Ihnen manchmal vorkommen, als würden Sie Ihren Körper durch den Kopf »verlassen«. Schließen Sie nach einem solchen Emporströmen der Ekstase den Kreislauf stets dadurch, dass Sie die Energie beim Einatmen wieder kraftvoll an der Vorderseite des Körpers nach unten ziehen und sich erneut mit allen Sinnen dem Liebesspiel mit Ihrem Partner widmen.

TEIL ZWEI

Orgasmus

Wie man die innere Energie in Fluss bringt, lernte ich als Kind in einem Einkaufszentrum. Dieses Wissen veränderte meine Beziehung zur Sexualität, zu den Frauen und besonders zum Orgasmus dramatisch.

Ich war ungefähr zwölf Jahre alt – ein ungelenker, zaundürrer Bücherwurm. Eines Tages lieferten meine Eltern meinen besten Freund und mich im Einkaufszentrum ab, wo wir uns nach der Schule oft in einem Buchladen die Zeit vertrieben und alles verschlangen, was wir über übersinnliche Phänomene, Esoterik oder die spirituellen Praktiken anderer Kulturen finden konnten.

An jenem Tag blätterte ich in ein paar Taschenbüchern über tibetische Lamas, die im Himalaja lebten und eine außerordentliche Kontrolle über ihren Körper und ihren Geist hatten. Diese heiligen Männer aus Tibet saßen reglos auf verschneiten Bergen, die nackten Leiber in feuchte Decken gehüllt, die schnell steiffroren. Anschließend tauten sie die gefrorenen Decken wieder auf, indem sie mit ihrem inneren Energiefluss Hitze erzeugten. Sie lebten jahrelang allein in Höhlen und stellten Betrachtungen über ihre wahre Natur reinen Gewahrseins an. Sie übten sich darin, sich dieses reine Gewahrsein auch nachts im Schlaf und im Traum zu bewahren. Sie waren meine Helden.

Ich las gerade in einem dieser Bücher, als ich die Präsenz eines anderen Menschen neben mir spürte. Zu dicht neben mir. Ich wandte mich um und sah einen riesengroßen, dicken und fast gänzlich kahlköpfigen Mann, über dessen stattlichem Bauch sich ein schmuddeliges T-Shirt spannte. Sofort schossen mir Gedanken an die Kinderschänder und Kidnapper durch den Kopf, vor denen mich meine Eltern gewarnt hatten. Mein Herz schlug wild.

»Magst du solche Bücher?«, fragte der Kinderschänder.

Ich schluckte. »Ja«, erwiderte ich. Ich war zu verängstigt, um davonzulaufen, und zu verlegen, um nach Hilfe zu rufen.

»Das sehe ich. Leg deine Hand auf meine Schulter«, befahl er.

Inzwischen hatte mein bester Freund sein Buch weggelegt und war zu mir und diesem merkwürdigen Mann herübergekommen, der wie ein übergewichtiger 65-jähriger Penner aussah. Definitiv ein Perverser, dachte ich.

»Na los«, sagte er. »Leg deine Hand auf meine Schulter.«

Ich hatte ein mulmiges Gefühl. Ich wollte gehen, aber meine Beine waren wie Gummi. Ich stand einfach da, sah diesen Kerl an und war mir sicher, dass er mich entführen oder mir wehtun wollte. Ich fühlte mich hilflos.

Er packte meine Hand und legte sie auf seine Schulter. Ich hatte ein seltsames Gefühl, und plötzlich war es mir peinlich, hier, in diesem Buchladen wie gelähmt mit der einen Hand auf der Schulter dieses Spinners dazustehen, während die vermeintlich normalen Menschen um uns herum wie in Trance ihre Einkäufe erledigten und uns nicht einmal bemerkten. Die ganze Situation fühlte sich unwirklich an, wie ein Traum.

»Und jetzt«, sagte der massige Alte etwas leiser, »schieb.«

Endlich machte ich den Mund auf. »Wie meinen Sie das?«

»Versuch, mich wegzuschieben.«

Ich war so verängstigt, dass ich mich nicht rühren konnte. Ich hatte nicht vor, einen wildfremden Menschen zu schubsen, den ich noch nicht einmal anrühren wollte.

Er packte meinen Arm und zog, als wollte er mir zeigen, was ich tun sollte. Na gut, entschied ich. Was konnte bei so einem kleinen Schubs schon groß passieren? Wenn der Kerl Sperenzchen machte, konnte ich um Hilfe rufen. Das Einkaufszentrum war voller Leute, die mir zur Seite stehen würden. Zumindest hoffte ich das.

Ich schob.

»Fester«, sagte er.

Also schob ich fester. Er rührte sich nicht.

»Schieb so fest du kannst«, sagte er.

Ich schob. Ich strengte mich wirklich an. Ich schob so fest ich konnte. Er rührte sich keinen Zentimeter. Er rührte sich nicht einmal den Bruchteil eines Zentimeters.

»Ich stelle mich jetzt auf ein Bein. Schieb so fest du kannst.«

Er ging in die Knie und hob ein Bein vom Boden. Meine Hand lag immer noch auf seiner Schulter. Ich wollte den Kerl nicht umschubsen und ihm wehtun, selbst wenn er pervers war. Also versetzte ich ihm nur einen kleinen Stoß. Dann drückte ich fester. Schließlich schob ich mit der ganzen Kraft eines Teenagers. Er schwankte nicht einmal.

Er lächelte und sah mir tief in die Augen. Mir wurde klar, dass etwas Seltsames vor sich ging.

Ohne den Blick von mir zu wenden, ergriff er meinen anderen Arm am Handgelenk und legte meine Hand auf seine freie Schulter. Nun lagen meine beiden Hände auf seinen Schultern, und er stand noch immer auf einem Bein. Wieder sagte er, ich solle versuchen, ihn umzustoßen.

Inzwischen hatte ich weniger Angst, war aber immer noch misstrauisch. Und ich wollte verdammt sein, wenn es mir nicht gelingen würde, diesen Typen umzuschubsen. Ich stellte beide Füße fest auf den Boden, suchte mein Gleichgewicht, lehnte mich gegen ihn und schob so fest ich konnte. Ich hatte das Gefühl, gegen eine Marmorwand zu laufen. Schließlich gab ich auf und nahm die Hände von seinen Schultern. Nachdem mein Freund versucht hatte, ihn umzuschubsen, und auch nicht mehr erreicht hatte, stellte sich der alte Mann wieder normal auf beide Beine und sagte sachlich:

»Vor ein paar Jahren hatte ich einen Herzinfarkt und einen Schlaganfall und lag gelähmt im Krankenhaus. Die Ärzte sagten, dass ich nie wieder gehen würde. Aber ich wollte unbedingt wieder gesund werden. Ein Freund brachte mir ein Yogabuch ins Krankenhaus. Es war so ein Buch, wie Ihr es hier vermutlich schon oft gesehen habt. Ich bat die Schwester, mir die Bilder der Yogastellungen zu zeigen. Statt fernzusehen oder mir Gedanken um meine Genesung zu machen, stellte ich mir den ganzen Tag lang vor, wie ich diese Übungen machte. Ich lag gelähmt in diesem Krankenbett, da hatte ich sonst nicht viel zu tun.

Nachdem ich die Übungen wochenlang visualisiert hatte, konnte ich mich endlich einen Zentimeter bewegen. Dann zwei. Ein halbes Jahr später konnte ich mich ohne fremde Hilfe aufsetzen. Nun kann ich auf einem Bein stehen, und ihr schafft es nicht, mich umzuschubsen. Es kommt nur darauf an, dass man weiß, wie man seine innere Energie einsetzt. Das könnt ihr auch.«

Gleich dort im Buchladen brachte er meinem Freund und mir ein paar Grundübungen bei, wie wir unsere innere Energie lenken konnten. Zehn Minuten später konnte ich meinen Arm mit so viel Energie füllen, dass mein Freund ihn nicht beugen konnte. Ebenso wenig wie ich den seinen. Nachdem wir noch ein paar Minuten geübt hatten, beherrschten wir ansatzweise sogar den Trick mit dem Stehen auf einem Bein. Es kam immer nur darauf an, die innere Energie richtig fließen zu lassen. Ich hatte in meinen Büchern davon gelesen, es aber niemals selbst gesehen oder gespürt. Nun hatte dieser merkwürdige Mann, den ich für einen Perversling gehalten hatte, uns beigebracht, unsere innere Energie zu lenken. Ganz im Ernst. Und es klappte.

Er lächelte, als mein Freund und ich übten, was er uns beigebracht hatte, und unsere soeben erworbenen Fähigkeiten auf die Probe stellten. Als ich aufsah, um ihm zu danken, war er verschwunden. Keiner von uns hat ihn je wiedergesehen.

Bald gehörten die Übungen, die uns dieser Mann gezeigt hatte, zu meinem Alltag wie das Zähneputzen. In den Jahren nach dem Erlebnis im Buchladen lernte ich, mit meinem inneren Energiefluss zu spielen. Ich forderte meine Freunde auf, mich umzuschubsen, balancierte stundenlang auf einem Bein, machte verschiedene Atemübungen, wenn ich allein im Zimmer war, und versuchte sogar, Wärme in meinem Körper zu erzeugen wie die Tibeter, von denen ich gelesen hatte.

Schließlich traten in meinem Leben als Heranwachsender andere Dinge in den Vordergrund. Hormone schossen durch meinen Körper, und meine Gedanken kreisten nur noch um Mädchen. Der Tag war von Verwirrung, die Nacht von Fantasievorstellungen beherrscht.

Als pickeliger Teenager fand ich Frauen verwirrend. Ich hatte keine Ahnung, warum sie taten, was sie taten. Manchmal, wenn ich über meinen Hausaufgaben saß, stürzte sich meine Freundin auf mich, bedeckte mich mit Zungenküssen, griff mir in den Schritt, rieb sich an meinem Oberschenkel und stöhnte. In meiner Naivität dachte ich, sie wollte Sex. Doch wenn ich dann alles stehen und liegen ließ und ihre Leidenschaft erwiderte, ließ ihr Enthusiasmus plötzlich nach. Ich pulsierte, stand in Flammen, und sie ließ mich einfach stehen. Wütend und frustriert fragte ich mich, weshalb sie überhaupt über mich hergefallen war. Ich hatte keine Ahnung, was los war.

Gelegentlich hatten wir tatsächlich Sex.

Wenn ich auf ihr lag und verhalten in sie stieß, drückte sie oft mit den Händen gegen meine nackte Brust, als wollte sie mich wegschieben. Folglich zog ich mich zurück. »Nein, du Idiot«, teilte sie mir mit ärgerlicher Miene mit, »wenn ich dich wegschiebe, möchte ich dich tiefer in mir spüren.« Also stieß ich kräftiger zu, drang hart und tief in sie ein, was sie genoss. Aber ein paar Sekunden später fiel mir auf, dass sie offenbar keinen Spaß mehr daran hatte. Was sollte ich nun tun? Härter zustoßen? Sanfter? Ihr Raum geben? Sie überwältigen? Was wollte sie?

War ich zu behutsam, beschwerte sie sich, dass ich nicht leidenschaftlich und aggressiv genug war. War ich zu ungestüm, beklagte sie sich, mir fehle es an Einfühlungsvermögen. Und wenn ich endlich herausbekommen hatte, was sie wollte, dann gefiel es ihr doch nicht. Hatte ich schließlich jede Hoffnung aufgegeben und einfach nur Sex mit ihr, rief sie plötzlich flehentlich meinen Namen und erbebte, als die Wellen eines Orgasmus über sie hinwegrollten. Ich war völlig verwirrt. Selbstbefriedigung war um Klassen einfacher.

Da konnte ich abends allein im Bett liegen, masturbieren und dabei an eine Frau denken, die mir genau das gab, was ich wollte. Ich stellte mir vor, wie ich mit ihr zusammen war, legte Hand an mich, spritzte ab und schlief ein.

Schließlich machten meine Freundin und ich Schluss. Ein paar Wochen später wählte ich eines Abends, als meine Familie schon schlief, aus meinem geliebten Vorrat ein Pornoheft, legte mich aufs Bett und fing an zu masturbieren. Doch statt von den Frauen in dem Heft zu träumen, wurde mir plötzlich klar, wie die Energie durch meinen inneren Kreislauf floss. Das kam recht unerwartet.

Die Energieübungen des alten Mannes aus dem Einkaufszentrum waren mir fast ganz entfallen, als mein Interesse an Mädchen erwacht war. Nun kehrte all das mit voller Wucht zurück. Während ich masturbierte, schossen Energieströme durch mich hindurch. Wenn ich die Augen schloss, konnte ich in meinem Inneren einen wunderschönen Kreislauf erkennen, durch den die Energie strömte wie ein Fluss aus Licht.

Ich konnte vor meinem inneren Auge sehen und körperlich spüren, wie die Stimulation meines Penis diesen Energiefluss erhöhte. Außerdem sah und spürte ich, dass der Energiefluss in der Gegend rund um das Herz und den Solarplexus blockiert war, weil ich den ganzen Tag mit eingesunkener Brust in der Schule herumlümmelte. Mir wurde klar, wie ich meinen Atem und die Haltung verändern musste, um diese Blockaden zu beseitigen.

Nachdem ich etwa eine Stunde lang mit meinem inneren Energiefluss herumexperimentiert hatte, hatte ich genug und wollte mich schlafen legen. Ich warf einen Blick in mein Heftchen und dachte an das kesse blonde Playmate aus Wisconsin. Ich rubbelte fester und schneller und ejakulierte.

Es war, als habe jemand das Licht im Raum gedämpft. Auch mein inneres Leuchten ließ nach. Meine Atemzüge wurden schwächer und flacher. Obwohl ich im Bett lag, vermittelte mir der Energieverlust das Gefühl, in mich zusammengesunken zu sein.

Ich war verblüfft. Bislang hatten sich meine Orgasmen immer gut angefühlt. Wirklich gut. Ich konnte sexuellen Druck abbauen und fühlte mich hinterher immer entspannt. Nun aber wurde mir klar, dass diese Entspannung in Wirklichkeit Erschöpfung war. Ich fühlte mich weniger gestresst, weil ich weniger Energie hatte. Ich stand auf und versuchte, ein paar von den Übungen zu machen, die uns der alte Mann im Buchladen beigebracht hatte, aber ich hatte nicht genug Kraft. Sogar ein Baby hätte mich umschubsen können. Ich legte mich wieder hin und schlief ein.

Monatelang masturbierte ich, ohne zu ejakulieren. Ich lernte innere Wonnen und Nuancen des Energieflusses kennen, die ich noch nicht gekannt hatte, als ich von dem alten Mann im Einkaufszentrum zum ersten Mal etwas über innere Energie hörte, noch bevor ich sexuell aktiv geworden war.

Schließlich fand ich eine neue Freundin. Ich hatte nicht damit gerechnet, doch als wir uns zum ersten Mal umarmten, konnte ich spüren, wie die Energie durch *ihren* Körper floss. Es war, als hätte ich den Röntgenblick. Ich konnte den Kreislauf in ihrem Körper erfühlen. Ich konnte spüren, wo ihre Energie kraftvoll strömte und wo sie blockiert war. Als ich sie in den Arm nahm, veränderte ich meine Haltung und meine Atmung so, dass ihre Energie besser fließen konnte. Ich spürte, dass unsere emotionale Verschlossenheit auch unsere Energie zum Versiegen brachte, und wie liebevolles Öffnen half, den Energiefluss anzuregen.

Nach unserer Umarmung trat sie einen Schritt zurück, und ich merkte, dass ihre Augen feucht waren. Wir sahen uns in die Augen und spürten einander – verletzlich, offen und erstaunt.

Etwas, das mich zuvor verwirrt hatte, war nun so offensichtlich, dass ich nicht glauben konnte, es nie zuvor bemerkt zu haben. Meine Freundinnen hatten stets sehr empfindlich auf den inneren Energiefluss, den körperlichen Fluss der Liebe reagiert. Auf energetischer Ebene war es so, als sei ich blind gewesen, während sie sehen konnten.

Der Wechsel ihrer Stimmungen – Verärgerung, Wut, Lust, Desinteresse – war in Wirklichkeit ein Test gewesen: Würde ich mich weiter wie ein energetisch zurückgebliebener Trottel aufführen, würde ich versuchen, alles auf Worte, auf eine geistige Kommunikation zu reduzieren und schließlich aufgeben, wenn ihr energetischer Fluss nicht in die Schubladen in meinem Kopf passte? Oder würde ich ihren inneren Energiefluss spüren – der die wahren Wünsche des Herzens verriet – und im Hin und Her ihrer Stimmungen tanzen, damit wir entspannt lieben konnten? Für gewöhnlich hatte ich es nicht besser gewusst und frustriert aufgegeben.

Nun ergab das alles einen Sinn. Der alte Mann im Buchladen hatte mich gelehrt, dass wahre Kraft keine Frage der Muskeln, sondern der Energie ist: Mein Freund konnte meinen Arm leicht beugen, wenn ich nur mit Muskelkraft dagegenhielt. Doch wenn ich spürte, wie die Energie wie ein unendlicher Stab aus Licht in meinem Arm strömte, konnte er nichts ausrichten. Mir wurde klar, dass ich mich meiner geistigen Muskeln bedient hatte, um die Stimmungen meiner Freundinnen zu durchschauen und zu verändern. Doch ihr emotionaler Energiefluss war sehr viel stärker als mein offenbar eher »muskulöser« Geist. Meine Freundinnen hatten mich jedes Mal in die Knie gezwungen. Weil ich nicht wusste, was ich tun sollte, hatte ich den Weg des geringsten Widerstands genommen und masturbiert. Doch nun lagen die Dinge anders.

Ein paar Tage nach unserer ersten Umarmung stand ich abends mit meiner neuen Freundin in meinem Zimmer. Sie stand ein wenig abseits, hatte die Augen niedergeschlagen. Statt wie üblich den Tölpel zu spielen und zu fragen, was denn nicht in Ordnung sei, näherte ich mich langsam. Ganz allmählich spürte ich ihre Energie. Einen Augenblick lang geriet ihr Fluss ins Stocken und blieb stehen. Ich passte mich ihrer Atmung an, atmete im selben Rhythmus und spürte mich ganz durch ihre Stimmung hindurch bis hin zu ihrem Herzen. Ich fühlte, was sie fühlte. Ihre tiefsten Bedürfnisse – die mir zuvor ein solches

Rätsel gewesen waren –, waren mir nun ebenso vertraut wie meine eigenen. Sie entspannte sich, und ich ging weiter langsam auf sie zu.

Schritt für Schritt fühlte ich mich durch ihre ständig wechselnden Stimmungen in ihr Herz hinein, atmete ihren Atem, spürte ihre Energie, umarmte und küsste sie. Nichts von ihrer Essenz entging mir. Ich wusste, was es hieß, mit dem ganzen Körper zu lieben. Ich konnte die hintersten Winkel ihres Herzens, ich konnte ihre Zehen, ihre Ohren fühlen. Ich konnte die ständig wechselnden Ströme fühlen, die kribbelnd durch ihren Körper glitten und ihn wärmten. Bald liebten wir uns.

Als ich mich auf sie legte, verzog sie das Gesicht und wandte sich ab. Statt zu überlegen, was ich nun tun sollte, spürte ich in sie hinein. Ich atmete ihre Energie. Ich öffnete mein Herz weiter, ließ meine Liebe noch tiefer in ihren Körper einsinken, spürte sie ganz und gar.

Sie war unglaublich empfindsam, reagierte auf jedes Zucken, jede Nuance der Absicht von mir, was meine volle Konzentration verlangte. Wenn ich mich auch nur für einen kurzen Augenblick in meinen eigenen Empfindungen verlor, wich ihr Herz vor mir zurück, als hätte ich es verletzt, und ich musste ihr Vertrauen vorsichtig zurückgewinnen, sie lieben und ihren Kraftstrom erneut hervorlocken.

Wenn ich auch nur für einen kurzen Augenblick den Blick abwandte oder zu abrupt den Atem anhielt, ließ ihr Energiefluss nach und geriet ins Stocken. Was mir unerheblich schien – ob ich ihre Brüste mit den Fingern oder den Handflächen berührte, ob ich durch Mund oder Nase atmete, ob ich mit dem vollen

Körpergewicht auf ihr lag oder mich auf die Ellbogen stützte –, hatte unmittelbare und tiefgreifende Auswirkungen auf ihren Energiefluss und den Grad der Offenheit ihres Herzens.

Kein Wunder, dass es mir solche Probleme bereitet hatte, die Wünsche meiner Ex-Freundin in Erfahrung zu bringen. Was sie wollte – was sie auf energetischer Ebene brauchte –, änderte sich von Augenblick zu Augenblick. Manchmal half ihr ein zarter Kuss auf den Hals, sich zu öffnen. Im nächsten Augenblick konnte ein kräftiger Stoß ihre Hingabe vertiefen – oder sie ganz und gar verschließen. Alles hing davon ab, dass ich mir jeden Augenblick von neuem ihres Energieflusses und der Offenheit ihres Herzens bewusst wurde – und früher hatte ich diese Dinge noch nicht einmal geahnt. Ich wusste nicht, wie ich mein Inneres in Liebe öffnen und es mir gestatten konnte, mit meiner Geliebten zu verschmelzen.

Jetzt, da ich mich nicht mehr in meinen eigenen Empfindungen verlor und auf eine Ejakulation hinarbeitete, konnte ich mich im Einklang mit meiner Freundin bewegen und atmen. Unsere Energien verbanden sich in vertrauensvoller Harmonie. Sie konnte spüren, wie meine Gegenwart jedes Fleckchen ihres Körpers durchdrang. Sie konnte die liebevolle Absicht, die Beständigkeit und Fülle fühlen. Sie öffnete ihr Herz noch weiter, lehrte mich eine Liebe jenseits von allem, was ich mir je erlaubt hatte. Ihr hingegebener Körper wurde zur einladenden Geste ihres offenen Herzens. Ich war von Ehrfurcht erfüllt. Und von Demut.

Erdbebenartige Orgasmen ließen ihr in der Intensität der Liebe die Sinne schwinden. Ihr Zucken, Speichel, ihre Tränen und ihre Schreie, ihre unkontrollierbare Verzückung erhöhten meinen inneren Strom. Das erforderte eine noch größere Aufmerksamkeit meinerseits, damit ich nicht ejakulierte und damit dem ständigen Zuwachs an Energie und Liebe, der für sie endlos zu sein schien, ein plötzliches Ende setzte.

Ihre völlige Hingabe und körperliche Ekstase waren für mich sehr viel anziehender und energetisierender als es ein Bild in einer Zeitschrift je sein könnte. Ihre Liebe war so vollkommen, kam durch ihren ganzen Körper so frei und stark zum Ausdruck, dass ich immer und immer wieder gezwungen war, mein getrenntes Sein der unendlichen Offenheit unserer Liebe zu opfern.

Natürlich überraschte sie mich bisweilen mit einem plötzlichen Stimmungswandel. Wenn ich zu häufig ejakuliert hatte oder mein innerer Energiepegel aus anderen Gründen niedrig war, musste ich mich der Kraft ihrer Stimmungen beugen. Dann versuchte ich herauszufinden, was vor sich ging, und mich mit geistigen Muskelspielen wieder ins Lot zu bringen: mit Argumentieren, Analysieren und Beharren. Doch für gewöhnlich war ihre Kraft stärker als mein Geist. Selbst wenn sie mir Recht gab, war ich am Ende zermürbt. Zu schwach, um meinen Standpunkt liebe- und humorvoll zu vertreten, floh ich vor ihren Stimmungen und suchte die Einsamkeit oder Zuflucht bei meinen energetisch weniger schwergewichtigen männlichen Kameraden – die nur zu gerne mitleidig den Kopf schüttelten.

Doch wenn ich innerlich stark war, konnte das Auf und Ab der Stimmungen meiner Freundin mich nicht beeinflussen. Ich vermochte mich geistig zu entspannen, in der Liebe »auf einem

Bein zu stehen«, ihre wahren Bedürfnisse durch ihre Stimmung hindurch zu erspüren, mich mit ihren Energien zu verbinden und in der Durchlässigkeit unserer Liebe zu vergehen. Strömte meine Energie ungehindert, war ich ausdauernd genug, um mich so lange wie nötig mit ihr zu verbinden und weder allmählich nachzulassen noch mich über sie zu ärgern, sondern sie in Liebe zu umarmen.

In meinem Leben gab es Lehrer, die mir tiefere Wahrheiten enthüllten als das, was mir der alte Mann in dem Buchladen gezeigt hatte. Ihm aber verdanke ich die Fähigkeit, mich mit der geliebten Frau auf eine Weise zu verbinden, die unsere Energie erhöht, statt sie zu schwächen, und die uns in Liebe öffnet. Es ist schon lange her, dass er mir das beigebracht hat, und doch erfreue ich mich noch immer an dem nie endenden Lernprozess. Auch meine Beziehung zur körperlichen Liebe hat sein Geschenk unwiderruflich verändert.

Wenn Sie Ihren Energiefluss vertiefen und Ihre Fähigkeit verbessern möchten, sich unabhängig von ihren Stimmungen oder Gedanken in Liebe zu öffnen, ist es unter anderem entscheidend, dass Sie Ihr Verhältnis zur sexuellen Kraft – und vor allem zum Orgasmus – verstehen. Wie kann der – hetero- oder homosexuelle – Mann seine Ausdauer und sein spirituelles Einfühlungsvermögen verbessern, indem er den Spannungsabbau durch Ejakulation in multiple Ganzkörperorgasmen verwandelt? Wie kann die Frau ihr körperliches Verlangen nach Liebe und Ekstase stillen, indem sie sich öffnet und entspannt und vollkommene klitorale, vaginale und Muttermundorgasmen erlebt?

Zuerst werden wir uns ansehen, wie der Mann seine Orgasmusfähigkeit verbessern kann und weshalb das von Vorteil sein könnte. Anschließend werden wir uns mit dem weiblichen Potenzial für orgastische Wonnen beschäftigen. Ich habe die folgenden Kapitel teilweise mit eigenen Erfahrungen ergänzt, um das sexuelle Erleben und die Techniken besser zu illustrieren.

5.
Umgehen Sie die Ejakulation für größeren Lustgewinn

Wir lieben uns schon seit einer Weile, ich bin der Ejakulation nahe und habe das Gefühl, jeden Augenblick zu explodieren. Ich will den Druck loswerden, der in mir wächst. Alles ist auf dieses Ziel ausgerichtet. Ich weiß, wie unglaublich gut es sich anfühlen wird. Ein paar Sekunden lang. Danach werde ich erschöpft, ausgelaugt und schläfrig und in der Leere postorgastischen Friedens dahintreiben. Das Verlangen nach dem Orgasmus wächst und wächst, strebt dem Gipfel des Berges zu, ist drauf und dran, den Höhepunkt intensiver Lust zu erreichen, ehe ich loslassen und den Hang auf der anderen Seite wieder hinabrollen werde. Dann ist es vorbei.

Ich will den Orgasmus. Ich will ihn unbedingt. Ich will ihn herausspritzen, will meine Frau mit meinem Samen füllen. Ich will spüren, wie sich der sexuelle Druck entlädt, der in mir wächst. Ich will diese Lust.

Es ist nicht das erste Mal. Das schnelle Abspritzen und die darauffolgende Leere sind mir nicht fremd. Schlafen. Aufstehen. Alles normal.

»Was will ich wirklich?«, frage ich mich innerlich. Was übertrifft die herannahende Lust, was will ich wirklich, durch und durch? Was will ich von meiner Arbeit, von meinem Sexualleben, von meinen Freunden, von meiner Familie? Was wünsche ich mir mehr als alles im Leben?

Gewiss keine Ejakulation. Ich wünsche mir eine tiefe Offenheit, die weit über das hinausgeht, was der Zyklus aus Anspannung und Entspannung, was ein Samenerguss bewirken kann. Ich will so tief lieben, mich so weit entspannen und die Freiheit offenen Bewusstseins so mühelos erleben, dass mein Herz nicht mehr verzagt, unerfüllt oder getrennt ist.

Mein ganzes Leben kreist um diesen Wunsch. Ständig bemühe ich mich darum, Liebe und Erfüllung zu finden oder mich von Stress und Angst zu befreien. Doch was ich auch tue, um mein Leid zu lindern und mein Glück zu mehren, scheint die Qual der Oberflächlichkeit nur noch zu verlängern. Mit zunehmendem Alter stelle ich fest, dass ich mich mit vertrauten Annehmlichkeiten zufriedengebe. Die Suche nach tiefer Erfüllung erscheint sinnlos.

Nichts von dem, was ich tue und erlebe, kann mir geben, was ich wirklich will. Und doch bleibe ich an jene Folge aus geplanten und ungeplanten Ereignissen gebunden, die mein Leben ist, als könnten sie mich an einen Ort führen, der so ganz anders ist als der bloße Augenblick, als könnten sie mir etwas Endgültiges offenbaren, das meiner Suche ein Ende macht.

Die Ejakulation ist die Verkörperung dieses Verlangens. Ich bin kurz davor zu kommen, echte Wonne zu erleben, und spüre, wie die Aussicht darauf meine Aufmerksamkeit gefangen nimmt. Meine Partnerin in ihrer Durchlässigkeit unter mir spüre ich nicht. Und auch nicht die sterbenden, von Schmerz gequälten Seelen an weniger gesegneten Orten dieser Erde, Menschen, deren Leid ich mir kaum vorstellen kann, spüre ich nicht. Stattdessen pumpe ich meinen Penis immer wieder in den feuchten, warmen Leib meiner Partnerin und konzentriere mich ausschließlich auf die bevorstehende Ejakulation.

Am allerwenigsten spüre ich mein Innerstes, mein wahres Wesen, das immer schon – und auch jetzt – frei, offen und grenzenlos ist. Meine wahre Natur ist grenzenlos, unbegreiflich, absolut. Doch statt die Unendlichkeit und Freiheit in mir zu spüren, richte ich meine gesamte Aufmerksamkeit auf den bevorstehenden Samenerguss. Alles, was vor mir war und jenseits des Schlafzimmers geschieht, und alles, was eben hier und jetzt passiert – die völlige Offenheit des Augenblicks, sein einfaches So-Sein, ein Leuchten –, all das wird ausgeblendet, damit ich mich auf meine Ejakulation konzentrieren kann. Ich bin ein Sklave meiner genitalen Bedürfnisse.

Als mir das bewusst wird, als mir klar wird, dass ich meiner Aufmerksamkeit Grenzen setze und in diesem sonst so offenen, freien Augenblick Leid erzeuge, lasse ich los. Das Licht meiner Aufmerksamkeit, das zuvor wie ein Punktscheinwerfer auf das Ereignis meiner bevorstehenden Ejakulation gerichtet war, weitet sich zu einem breiten Lichtstrom, der alles erhellt – meine Geliebte, das Bett, das Zimmer, die Welt, Vergangenheit und Zukunft. In dieser Weite dehnt sich auch mein genitales Verlangen aus. Der Körper entspannt sich, weitet sich und wird von ungehemmter Energie durchströmt.

Ich entspanne Bauch und Brust, damit mein Atem weich und kraftvoll fließen kann. Ich entspanne Kiefer, Gesicht und Augen, damit die ganze Vorderseite meines Körpers weich, rund und lebendig wird, statt steif oder angespannt zu sein.

Beim Einatmen ziehe ich den Atem an der Vorderseite hinunter, als wolle ich den Kraftstrom aus meinem Kopf über das Gesicht, durch Kehle und Brust in meinen Bauch und bis hinunter in die Geschlechtsorgane lenken. Dann spanne ich die Beckenbodenmuskulatur an, damit sie wie ein Trampolin wirken kann. Wenn die Energie an der Körpervorderseite herabströmt und auf den Beckenboden trifft, stelle ich mir eine Aufwärtsbewegung vor, spanne Anus, Geschlechtsorgane und Perineum an und lasse die Energie wieder nach oben schnellen. Beim Ausatmen schießt sie dann aus den Genitalien an der Wirbelsäule entlang wieder nach oben. Während die Orgasmusenergie an der Wirbelsäule nach oben steigt, wende ich den Blick zum Himmel, und ein großes Entzücken durchfährt meinen Körper, strömt durch den Kopf nach oben, weiter und weiter nach oben, als flösse es in einen weiten Raum aus Licht.

Mein Atem verströmt sich in diesem himmlischen Reich des Lichts. Aus Zeit wird Raum, und auch diese Weite vergeht in einer Leere jenseits aller Form. Schwerelos schweben unsere Körper, genossene Früchte wie in einem längst vergangenen Traum.

Die Wiederkehr meines Atems lässt meinen Bauch anschwellen und saugt mich wieder nach unten, tief in den Körper hinein. Völlig gelöst steige ich in meinen vollen Bauch hinab, der sich an meine Geliebte drängt. Unsere Herzen öffnen sich, bis wir von Hingabe verschlungen werden, die alle Grenzen sprengt und uns zu einer einzigen offenen Weite verschmilzt.

Alles Suchen hat ein Ende. Ich ruhe in der Weite meines Seins, genau wie meine Geliebte. Wir setzen das Liebesspiel fort, doch nun hallt es in einer riesigen Kammer der Liebe wider, in der es keine Mauern gibt. Das Verlangen nach Ejakulation, das dazu geführt hatte, dass ich mich verspannte, vergeht ganz spontan in dieser Offenheit des Seins, in der Freiheit dessen, wer ich bin, wer sie ist, ein Wogen im Augenblick.

Der Kraftstrom, der sich noch kurz zuvor aus meinem Penis hatte ergießen wollen, schießt nun an unseren Wirbelsäulen nach oben und badet unsere umhüllten Körper in hellem Entzücken. Die Liebe macht unsere Herzen weich, zärtlich und weit. Immer wieder schießt Orgasmusenergie entlang unserer Wirbelsäulen nach oben, durch die Köpfe hindurch, um sich anschließend wieder in unsere Körper zu ergießen und darin herabzuschweben wie unzählige Federn.

Brust und Bauch entspannen sich und füllen sich erneut, während die Energie unaufhörlich abwärts strömt. Ich bin schwanger mit Energie. Bin voll und grenzenlos wie das tiefe, blaue Meer. Das bin ich. Das ist meine Geliebte. In Ewigkeit. Diese volle Leere, diese bewusste Leere, in der alles Leben Gestalt annimmt. Mühelos und allumfassend.

Ich bemühe mich, dieser Erkenntnis Dauer zu verleihen, indem ich mir diese Freiheit immer dann sanft ins Gedächtnis rufe, wenn sich meine Aufmerksamkeit zusammenzieht oder mein Herz sich verschließt.

Der tiefe Friede, nach dem ich mich sehne, findet sich nicht in Ereignissen. Kein Samenerguss, kein Geldbündel kann ihn mir schenken. Weder die An- noch die Abwesenheit einer Frau kann mir dazu verhelfen. Er *ist*, genau wie ich, unabhängig von allem, was kommt und geht. Alle Formen flirren in diesem Frieden, *als* dieser Friede, wie die Hitze in der Wüstenluft, wie die Süße in den Weiten des Schmeckens. Die Unendlichkeit der Liebe lässt die Ejakulation unwichtig werden. Der ganze Liebesakt flirrt in der Freiheit weiten Seins.

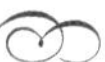

Die Ejakulation ist für den Mann vermutlich eine der lustvollsten, süchtig machendsten Erfahrungen, die er kennt – bis er einen Ganzkörperorgasmus oder einen Kopforgasmus erlebt, bis er spürt, wie die Energie an seiner Wirbelsäule hinaufschießt oder er mit seiner Geliebten ganz und gar in wonnigem Entzücken vergeht. Erst wenn er diese noch größere Lust kennengelernt hat, dürfte ein Mann bereit sein, sich von seiner Ejakulationssucht zu befreien.

Um die Ejakulation umgehen und tiefe, multiple Ganzkörperorgasmen zulassen zu können, sind sowohl Technik als auch spontanes Einfühlungsvermögen vonnöten. Mit bloßer technischer Finesse können Sie die Ejakulation vielleicht umgehen, doch dann fehlt es Ihrem Liebesspiel an Leichtigkeit und Lebendigkeit. Mit Empfindsamkeit allein gelingt es Ihnen vielleicht, die Grenzen des Augenblicks zu überwinden und sich in Ihre natürliche Freiheit hineinzuspüren, doch das ändert nichts an Ihren körperlichen Gewohnheiten, so dass diese Erkenntnis nur von kurzer Dauer sein wird. Vertraute emotionale Bedürfnisse und körperliche Blockaden werden Sie immer wieder ablenken.

Zum praktischen Teil gehört, dass Sie lernen, die Energie mit dem Atem an der Vorderseite des Körpers nach unten und an der Wirbelsäule wieder nach oben zu leiten. Wenn Sie die Beckenbodenmuskulatur anspannen, können Sie nicht nur den Beckenboden versiegeln und so Energieverluste umgehen, sondern die Energie zugleich nach oben schnellen lassen. Den Blick nach oben zu richten unterstützt den Fluss der Energie dabei, an der Wirbelsäule emporzusteigen und durch den Kopf zu fließen. Legen Sie die Zunge an den Gaumen, damit die Energie aus dem Kopf besser durch den Hals und das Herz in den Bauch fließen kann. Wenn Sie Bauch und Brust entspannen, können Sie die Aufnahme- und Leitfähigkeit Ihrer Körpervorderseite steigern. In Teil vier dieses Buches werden diese Techniken detailliert erläutert.

Es hilft, wenn Sie sich im Laufe des Tages immer wieder an die Atemübungen erinnern: Nehmen Sie die Energie ganz in sich auf, während Sie tief in den Bauch hineinatmen, und geben Sie die Energie wieder vollständig ab, wenn sie an der Wirbelsäule entlang ausatmen. Auch das Anspannen der Beckenbodenmuskulatur können Sie im Laufe des Tages immer wieder üben. Auf diese Weise beherrschen Sie beim Liebesspiel bereits die Grundlagen, wie man Atem und Energie fließen lässt.

Aber nichts von alledem wird Ihnen tiefe Erfüllung schenken, wenn Sie sich nicht zugleich in der Liebe üben. Die Liebe will geübt sein. Lieben kann man immer wieder, und das Training der Liebe verbessert Ihre Fähigkeit, freier und unbedingter zu lieben – selbst in schwierigen Situationen. *Wenn Sie Ihre Liebesfähigkeit nicht vertiefen, werden die sexuellen Techniken Sie lediglich in einen mechanisch atmenden und stoßenden Roboter verwandeln, der nicht ejakuliert.*

Sich in der Liebe zu üben bedeutet oft, sich durch die Angst hindurchzuspüren: sich bewusst zu öffnen, wenn Sie sich lieber verschließen, sich zu verschenken, wenn Sie sich lieber verstecken würden. Lieben bedeutet, sich in der Offenheit und Fülle des Augenblicks zu erkennen, was er auch bringen mag – gehässige Gedanken, betörende Lust, Schwermut oder nagenden Schmerz. Lieben bedeutet, jegliche Kontrolle über die vertraute Fassade aufgeben, die Sie als Ihr »Ich« bezeichnen.

Die natürliche Dynamik Ihres Seins bringt Sie immer mehr dahin, Ihre innere Liebe zu leben. Leider geschieht es nur allzu leicht, dass Sie unter der Größe der Liebe zusammenbrechen und zu den engen, vertrauten Zyklen aus Rationalisierung, Verlangen, Gefühlen und Angst zurückkehren. Wie leicht sind der natürlich mitfühlenden Weite des Augenblicks wieder Grenzen gesetzt.

Wenn Sie wie die meisten Menschen sind, schränken Sie die Liebe vermutlich immer wieder ein: Ihr Geschlecht will vor Lust vergehen. Also richten Sie nun alle Aufmerksamkeit auf ein winziges Areal druckempfindlicher Haut und ein paar Milliliter Körpersaft. Ihre Partnerin kritisiert Sie, die Liebe fällt in sich zusammen. Zurück bleiben Schmerz, Verschlossenheit und Wut. Sie bemühen sich tapfer, nicht zu ejakulieren, so dass Sie in Ihrer Gewissenhaftigkeit die Liebe am Ende auf ein mechanisches Bemühen reduzieren und vergessen, Ihre Partnerin, den Raum und die ganze Welt zu spüren.

Lieben bedeutet, *unablässig* zu erkennen, dass Sie, ohne irgendetwas zu verändern, die Freiheit des Augenblicks *sind*. Zu lieben lernen Sie, indem Sie die emotionale Durchlässigkeit dieses Augenblicks erkennen, indem Sie sich in die bewusste Freiheit Ihres Seins hineinentspannen. Nicht, indem Sie sich dazu zwingen, liebevoller zu sein.

Liebe und Offenheit sind Ihr natürlicher Zustand. Es sei denn, die Angst kommt ins Spiel, und der Stress folgt. Sie können so viele Sexpraktiken beherrschen, wie Sie wollen – es wird Sie nicht von diesem Stress befreien. Nur die Liebe kann die Wurzeln der Angst kappen und so der Sucht nach Stressabbau mittels Ejakulation die Grundlage entziehen.

Der überlegene Liebhaber bringt durch den selbstgewählten Lebensstil wahre Liebe zum Ausdruck, statt sich vorzeitig zufriedenzugeben und sich innerhalb der Grenzen seiner Angst einen gemütlichen Käfig aus Gewohnheiten zu zimmern. Zu einer erleuchteten Sexualität gehören Übungen, um die Energie des Körpers umzuprogrammieren. Doch in erster Linie geht es darum, dass Sie lieben, dass Sie über die Grenzen der eigenen Liebe hinausspüren und ungeschützt die verletzliche Freiheit Ihres wahren Wesens leben – immer und immer wieder – beim Sex, mit der Familie und bei der Arbeit. Damit der Trennungsreflex erlischt und er Ihr Herz nicht mehr an jenes vertraute Stressempfinden binden kann, das wir »Ich« nennen. Nur das ungeschützte Herz, das sich entspannt in der Fülle des Augenblicks erkennt, ist zu einer Freiheit des Fühlens bereit, die Leben und Tod verschlingt.

6.
Wege aus der Ejakulationssucht

Die meisten Männer sind aus drei Gründen süchtig nach Orgasmen mit Ejakulation.

1. Evolution

Würde der Mann nicht ejakulieren, könnte er keine Kinder zeugen. Sie können ziemlich sicher sein, dass Ihr Vater ejakuliert hat. Ebenso wie Ihr Großvater. Und so weiter, den ganzen Stammbaum hinunter. Wir sind das Ergebnis zehntausender Jahre männlichen Stoßens und Spritzens – ganz zu schweigen von den Ejakulationen unserer behaarten Ahnen, der Primaten. Aus Gründen der Evolution haben alle Männer, ganz gleich ob hetero- oder homosexuell, die Anlage ihrer Vorfahren zu Orgasmen mit Ejakulation geerbt.

Zu schnellen Orgasmen noch dazu. Stellen Sie sich vor, Sie seien ein Mann, lebten vor etwa zehntausend Jahren und hätten mit einer Frau Sex in der Wildnis. Oder Sie seien ein Mann, der gestern mit seiner Frau im Bett war, in der Hoffnung, sie zu schwängern, während die drei Kinder im Nebenzimmer ein Videospiel spielten. Wäre es im Hinblick auf eine erfolgreiche Empfängnis unter solchen Bedingungen nicht besser, schon nach wenigen Minuten zu ejakulieren, ehe sich Tiger oder Kleinkinder auf Sie und Ihre Geliebte stürzen? Oder wäre es hinsichtlich der Zeugung von Nachkommen besser, wenn Sie ungefähr eine Stunde bräuchten, um zu ejakulieren?

Natürlich ist Ersteres besser. Es mag nicht besonders romantisch und vielleicht auch nicht die intensivste Möglichkeit sein, um Sex zu haben. Aber in Sachen Fortpflanzung wird ein Mann, der schnell – und häufig – ejakuliert, am erfolgreichsten sein. Im Laufe der Evolution dürften Männer, die schnell und häufig ejakulierten, im Durchschnitt mehr Kinder gehabt und ihre Gene weiter verbreitet haben.

Die heutigen Männer sind die Nachkommen dieser erfolgreichen Erzeuger: Moderne Männer, die relativ schnell und häufig ejakulieren. Männer, die süchtig danach sind.

2. Frühe sexuelle Erfahrungen

Sie sind ein männlicher Teenager. Freunde zeigen Ihnen, wie man masturbiert. Vielleicht kommen Sie auch ganz alleine darauf. Sie sitzen im Bad auf dem Klo. In der einen Hand haben Sie die Frauenzeitschrift Ihrer Mutter, die an der Stelle mit der BH-Werbung aufgeschlagen ist. In der anderen Hand Ihren jungen, prallen Schwanz, der kurz vor der Explosion steht.

Sie holen sich einen runter, und ein paar Minuten später verwischen Sie die Spuren und eilen zum Abendessen. Abends vor dem Einschlafen liegen Sie im Bett, und es geht noch einmal von vorne los. Sie stellen sich vor, ein hübsches Mädchen aus der Schule stünde nackt und sexy vor Ihnen.

Mit diesem Verhalten trainieren Sie Ihren Körper, Ihr Nervensystem und Ihren Geist. Rubbel, rubbel, stöhn, spritz. Rubbel, rubbel, stöhn, spritz. Tag für Tag, Jahr für Jahr legt dieses tagtägliche Ritual den Kurs für Ihre sexuelle Zukunft fest.

Inzwischen sind Sie erwachsen. Nehmen wir einmal an, Sie seien heterosexuell. Endlich haben Sie Ihre erste richtige Freundin. Sie sind zusammen im Bett. Von diesem Augenblick haben Sie tausendmal geträumt. Sie stecken Ihren Penis in die Scheide Ihrer Freundin, wo es warm und feucht ist, und das fühlt sich sehr viel besser an als Ihre trockene Hand. Sie wissen, was zu tun ist: rubbel, rubbel, stöhn, spritz.

Nach ein paar Jahren Ehe kennt auch sie die Routine. Wie es scheint, können Sie einfach nicht anders. So ist das eben. Normaler Sex. Und manchmal brauchen Sie es einfach – dringend. Einmal am Tag, dreimal die Woche, einmal im Monat, je nach Gewohnheit: rubbel, rubbel, stöhn, spritz.

In all den Jahren des Masturbierens hat sich Ihr Körper an diesen Ablauf gewöhnt: Erektion und Stimulation führen zur Ejakulation. Zu einer recht flotten Ejakulation noch dazu. Während der Stimulation Ihrer Geschlechtsorgane fantasieren Sie, träumen Sie, denken Sie an Mädchen, Frauen, Körperteile, Akte nackter Rache.

Sind Sie erwachsen, geht es unverändert im gleichen Stil weiter: Erektion, Reibung, Fantasien und Ejakulation. Doch nun stecken Sie dabei manchmal in Ihrer Geliebten. Ihr Sexualleben ist immer noch eine vorwiegend subjektive Angelegenheit, heimliche Freuden in Bad oder Schlafzimmer. Ihre Fantasien sind im Wesentlichen dieselben wie damals, als Sie noch ein Teenager waren. Wenn Ihr Penis lange genug stimuliert wird, haben Sie immer noch das Bedürfnis zu ejakulieren. In der Jugend haben Sie Körper und Geist auf diesen Ablauf programmiert, und nun sind Sie süchtig danach. Vielleicht tun Sie es nicht mehr so oft wie damals, aber Sie sind immer noch süchtig danach.

3. Schlechte Lebensgewohnheiten

An manchen Tagen haben Sie das Gefühl, einfach ejakulieren zu *müssen.* Sie haben zu viel Salz oder zu viel Eiweiß zu sich genommen, und Ihr Körper muss den ernährungsbedingten Druck abbauen. Ihre Atmung ist flach und angestrengt, Stress baut sich in Ihrem Körper auf und drängt auf Entladung. Sie denken an die sexy Kollegin aus dem Büro nebenan, und ganz allmählich brauen sich die sexuellen Fantasien zur Rastlosigkeit eines kleinen Sturms zusammen, der bald zum Orkan anwachsen wird.

Ihre Ess-, Atem-, Haltungs- und Denkgewohnheiten beschwören eine innere Gewitterstimmung herauf, die nach Entladung verlangt. Im Laufe des Tages heizen diese Stressfaktoren Ihre Ejakulationssucht an. Sie liegen im Bett, können nicht schlafen, sind vielleicht ein wenig nervös und wissen um den Frieden, der jenseits des Samenergusses liegt und Sie von Ihrem Verlangen, der Anspannung und Rastlosigkeit befreit.

Doch schnelles und häufiges Ejakulieren ist nicht nötig. Zumindest nicht so, wie die meisten Männer glauben. Die Ejakulation kann sinnvoll sein, wenn man Kinder zeugen oder damit gelegentlich den inneren Energiepegel etwas ausgleichen möchte. Abgesehen davon ist sie eine Sucht, die ihre Ursache in den körperlichen und geistigen Gewohnheiten hat, die im Laufe der Evolution, der Pubertät und des Alltags entstanden sind.

Sie können beim Sex ganz in der Liebe vergehen. Sex kann

jede Pore Ihres Körpers mit Licht, Entzücken und Lebenskraft erfüllen. Sex kann die ekstatische Vereinigung geöffneter Herzen und Hingabe an die Unendlichkeit bedeuten. Sex kann sich aber auch nach zehn oder zwanzig Minuten sexueller Stimulation in einem Zucken biologisch bedingter Erleichterung erschöpfen.

Sie sitzen nicht mehr auf dem Klo, sind kein jugendlicher Wichser mehr, der sich vor dem Abendessen noch schnell zur Erleichterung einen runterholt. Sie sind ein erwachsener Mann. Sie lieben die Frau, die Sie lieben. Sie wissen, dass das Leben kurz ist und am Ende nur die Liebe zählt. Jeder Augenblick ist ein Wort in Ihrer Lebensgeschichte. Sie können Ihre Lebensgeschichte schnell und billig hinwerfen oder den Tiefen Ihres Herzens Poesie entringen.

Ejakulationen machen süchtig. Sobald Sie anfangen, mit einer gewissen Regelmäßigkeit zu ejakulieren, ist es schwer, damit wieder aufzuhören. Dann wollen Sie mehr oder weniger nach Plan ejakulieren, selbst wenn Sie das zunächst nicht wollen. Sogar wenn Sie die richtigen Übungen machen, um die Energiekanäle in Ihrem Inneren zu öffnen und Ihre sexuelle Energie in Fluss zu bringen, können Sie süchtig danach werden, Ihren Samen beim Sex oder beim Masturbieren zu vergießen. Sie werden an den Punkt der Ejakulation gelangen, und statt die Ejakulation zu Gunsten einer tieferen Erfüllung zu umgehen, werden Sie denken: »Was soll's, dieses eine Mal kann ich ebenso gut kommen.«

Sobald Sie sich andererseits eine Weile zurückhalten, wird es Ihnen sehr viel leichter fallen, bewusst auf die Ejakulation zu verzichten. Wenn Sie ein paar Wochen lang Sex hatten, ohne zu ejakulieren, werden Sie sich sehr viel besser gegen die Ejakulation entscheiden können. Dann können Sie mit der im Überfluss vorhandenen Energie die Kraft Ihrer sexuellen Liebe immer weiter erhöhen, genau wie die Fähigkeit, jeden Augenblick bewusst zu erleben und Ihren tiefsten Zielen treu zu bleiben – spirituell, beruflich, mit Freunden oder der Familie.

Um ein überlegener Liebhaber zu werden, müssen die meisten Männer ihre Ejakulationssucht überwinden. Sobald Sex zu einer ekstatischen und höchst lustvollen Kunst liebevoller spiritueller Vereinigung wird, wird Ihre Ejakulation von ganz alleine durch den Atem und die Empfindungen gesteuert – und nicht mehr von den alten Gewohnheiten einsamen Fantasierens und angestauten Drucks.

Wenn Sie sich ein Leben mit Tiefgang wünschen, müssen Sie Ihre sexuelle Energie vertiefen. Wenn Sie Ihr Innerstes kennenlernen und zum Ausdruck bringen möchten, sollte sich Ihre Aufmerksamkeit nicht mehr so oft in wenige Kubikmillimeter kleine Pfützen ergießen. Dann werden Sie die nötige Stärke besitzen, um Ihre alten körperlichen und geistigen Gewohnheiten zu überwinden, auf Ihre tiefste Wahrheit zu hören und ihr treu zu bleiben.

7. Schluss mit der Zappelei

Manchmal kann es zu so etwas wie Mini-Ejakulationen kommen. Es hat nur dann einen Sinn, die Ejakulation zu umgehen, wenn Sie lernen, die Energie mit Hilfe des Atems durch den Körper zu lenken. Wenn Sie nicht trainieren, die Energie gut strömen zu lassen, wird sich der gesteigerte sexuelle Druck nur in verschiedenen Körperteilen stauen. Gezappel, Zuckungen und Besorgnis sind die Folge. Sie fühlen sich angespannt. Möglicherweise trommeln Sie mit den Fingern auf den Tisch, kauen an den Nägeln oder knirschen mit den Zähnen. Ihre wachsende sexuelle Energie wird sich unweigerlich in Form von Unruhe, Gezappel und kreisenden Gedanken bemerkbar machen.

Oft ist das Denken selbst eine Art Gezappel, eine unnötige und wahllose Bewegung von Energie, die meist nur dem einen Zweck dient, Spannung abzubauen. Wenn Sie lernen, Orgasmen zu haben, ohne zu ejakulieren, dabei aber nicht auch die Fähigkeit entwickeln, die innere Energie in Fluss zu halten, wird diese sich einfach in Ihrem Körper und in Ihrem Geist stauen. Ihre Gedanken werden nur umso heftiger kreisen, und die ausgeleierten Fragmente Ihrer Grübeleien und gedanklichen Unruhe werden aus Ihrem Kopf sickern. Es kommt auch vor, dass sich die aufwärtsströmende Energie im Kopf staut, so dass dieser schmerzt und pocht und Sie diese Spannung durch Zappeln und Grübeln abzubauen versuchen.

Deshalb müssen Sie nicht nur lernen, Orgasmen zu haben,

ohne zu ejakulieren, sondern sich gleichzeitig auch darum bemühen, ein Leben ohne »Ergüsse« anderer Art zu führen. Lernen Sie, den Körper bewusst zu entspannen – besonders dann, wenn sich die Symptome des Zappelns und Grübelns ungewollt Ihrer Extremitäten bemächtigen. Atmen Sie tief, voll und bewusst, entspannen und weiten Sie Bauch und Brust. Lassen Sie Ihre Energie in einem tiefen, mühelosen Strom fließen, statt sie in die Sackgassen rastlosen Denkens und nervöser Anspannung zu lenken.

Als überlegener Liebhaber üben Sie sich darin, die Energie, die in Gezappel und Ejakulationen zum Ausdruck kommt, wie beschrieben zu lenken – mit Hilfe des Atems, der Anspannung der Beckenbodenmuskulatur, der Entspannung Ihres Körpers und einer tiefen Empfindsamkeit. Nur dann können Sie aus der Fülle des Lebens schöpfen und sein, wer Sie in Wahrheit sind.

8.
Gute Ejakulationen setzen Energie frei

Der Tag war stressig. Ich war gereizt, angespannt und missmutig. Beim Abendessen langte ich kräftig zu, und hinterher fühlte ich mich voll. Dann ging ich mit meiner Geliebten ins Bett, und sie fing an, meinen Penis mit der Hand zu massieren.

Schon zwei Minuten später wollte ich kommen. Ich hatte das Gefühl, jeden Augenblick zu explodieren. Der Druck beschränkte sich auf meine Genitalien, mein restlicher Körper war davon völlig abgekoppelt, und ich wollte mir die Zeit nicht nehmen, um bewusster zu atmen und den Energiefluss strömen zu lassen. Ich wollte einfach nur kommen. Ich wollte Erleichterung, abspritzen, die ganze Sache hinter mich bringen, mich entspannen und einschlafen.

Also ejakulierte ich. Ein paar Sekunden später war alles vorbei. Ich war ein wenig erleichtert und nicht mehr ganz so nervös. Aber diesem Gefühl fehlte es an Tiefe. Ich fühlte mich leer – doch das war immerhin besser, als mich gestresst zu fühlen. Ich fühlte mich wohler. Bald nickte ich ein.

Am nächsten Morgen wachte ich auf und fühlte mich gut. Meine ersten Gedanken galten den Dingen, die ich an diesem Tag zu erledigen hatte, meinen Terminen und meinen Pflichten. Ich brauchte einen kleinen zusätzlichen Energieschub und trank einen Kaffee, bevor ich aus dem Haus ging. Der Tag war in Ordnung, aber mir wurde klar, dass es für mich der falsche Zeitpunkt gewesen war, um zu ejakulieren. Ich empfand eine leichte innere Zwiespältigkeit, einen Mangel an Tiefe, den eine Ejakulation zur falschen Zeit noch verstärken kann, wie ich wusste.

Ein paar Monate später hatte ich wieder das Gefühl, übervoll mit Energie zu sein. Seit Wochen hatte ich Sex, ohne zu ejakulieren. Ich tat mein Bestes, die Energie zu leiten. Dieses Mal verspürte ich jene ganz besondere innere »Hitze«, die mir anzeigt, dass es für meinen Körper an der Zeit ist zu ejakulieren.

Dieses Mal empfand ich während des Liebesspiels nicht das dringende Bedürfnis zu ejakulieren. Mein Herz war nicht verschlossen. Meine Genitalien standen nicht kurz vor der Explosion. Mein innerer Energiekreislauf war geweitet, und die Energie strömte ungehindert hindurch. Ich fühlte mich so, als hätte ich zu viel Energie, als müsste ich ein wenig davon abgeben, um nicht überzulaufen. Dieses Gefühl war in Wochen voller Vitalität und Kraft ganz allmählich gewachsen. Während wir uns liebten, war ich voller Elan, aber meine Genitalien waren nicht drauf und dran zu platzen.

Wir liebten uns eine Stunde oder länger, und für ein paar Minuten schwoll unsere Energie in Wellen langsam und rhythmisch an und wieder ab. Mein Energiestrom war mit dem meiner Geliebten verschmolzen.

Manchmal war die Lust größer, als wir zu ertragen vermochten. Sie schrie, weinte, keuchte, zerkratze mir den Rücken und trommelte mit den Fäusten auf mich ein, während Lichtstrahlen an unseren Wirbelsäulen entlang in die Stratosphäre reglosen Staunens emporschossen. Dann wieder gab es Augenblicke sinnlicher Fruchtbarkeit – eine pralle Schwere schierer Körperlichkeit: Wir waren zwei Hängebauchschweine, die in der fetten Entspannung völligen Vertrauens vergingen.

Irgendwann spürten wir beide, dass nun ein guter Zeitpunkt war, um den Liebeszyklus zu vollenden. Ich beschloss zu ejakulieren.

Als mich die ersten Ausläufer meiner Ejakulation erreichten, entspannte ich ganz bewusst meinen Körper, besonders das Geschlecht, den Bauch und die Brust. Mein Gesicht blieb entspannt, meine Lider geöffnet. Ich sah meiner Geliebten in die Augen, als sich die orgastische Energie ihrem Höhepunkt näherte.

Als die Ejakulation begann, entspannte ich mich in sie hinein, öffnete ich mich durch sie. Es war, als sei mein Körper aus Wasser, das sich ausdehnte und meine Geliebte, das Zimmer und die Welt jenseits davon durchdrang und erfüllte. Ich öffnete mich, verschenkte mich in diesem Wasser, gab mich ganz und gar hin, hielt an keinem Kern, an keinem Selbst fest.

Ich entspannte meinen Körper ganz und gar, atmete tief, sah meiner Geliebten in die Augen, fühlte mit meinem Herzen in sie hinein und durch sie hindurch. Ich schenkte ihr meine Liebe, bot mich ihr und durch sie der endlosen, gähnenden Tiefe dar. Als ich ejakulierte, verströmte mein ganzer Körper Liebe wie Wasser. Mein Herz dehnte sich, um mit dem sich weitenden Ufersaum der Liebe Schritt zu halten. Eine Woge der Innigkeit überflutete mich.

Nach dieser Ejakulation spürte ich keinen Mangel, kein Gefühl der Schwäche. Wir hielten einander in den Armen und atmeten reine Liebe. Die Tiefe, die wir im Liebesspiel erreicht hatten, begleitete uns bis weit in die Nacht und sogar in den Schlaf hinein.

Als der Morgen kam, tanzten die Klänge und Konturen des erwachenden Tages schwerelos in dieser Tiefe. Unsere ersten Impulse entsprangen nicht unseren Plänen für den Tag, sondern dieser Quelle des Seins. Im Laufe des Tages entwickelte sich unser Tun spontan aus dem Lächeln, das wir in unseren Bäuchen trugen, aus dem unbedarften Schwung der Liebe.

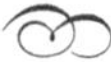

Wenn Sie zu häufig ejakulieren, werden Sie sich nicht zwangsläufig schlecht, sondern einfach nur mittelmäßig fühlen. Ejakuliert ein Mann – sofern das tatsächlich nötig ist – und kann sich in die Ejakulation hineinentspannen, durch sie hindurch entspannen, wenn er sich der Liebe hingeben und sich als Liebe hingeben kann –, sind er und seine Partnerin danach voll Liebe und Lebenskraft, statt sich ausgelaugt zu fühlen.

Wenn Sie ejakulieren, sofern es tatsächlich angebracht ist, können Sie tiefer schlafen und sich tagsüber besser konzentrieren. Im Fluss des Lebens strömen richtige Liebe und wirkliche Herzensziele, nicht aber halbgare Sachen oder Druckabbau nach Plan. Von einer Ejakulation, die zum richtigen Zeitpunkt und in der richtigen Weise stattfindet, profitieren sowohl Sie als auch Ihre Partnerin.

Beim Orgasmus neigen Männer wie Frauen dazu, sich zu verkrampfen, den Atem anzuhalten und die Aufmerksamkeit nach innen, auf die eigenen Empfindungen zu richten. Versuchen Sie stattdessen, sich beim Aufbranden der Energie zu entspannen, sich zu öffnen und zu atmen. Entspannen Sie sich in Ihren Orgasmus hinein und durch ihn hindurch, statt sich anzuspannen, um die bekannte Reihenfolge aus Ver- und Entkrampfen zu durchbrechen. Möglicherweise sind Sie es gewohnt, den Atem anzuhalten und den Körper anzuspannen, um in den Orgasmus hineinzuexplodieren. Öffnen Sie stattdessen Ihre Atmung und entspannen Sie sich. Öffnen Sie sich die ganze Zeit über immer weiter – ganz gleich, ob Sie ejakulieren oder nicht. Bringen Sie Offenheit und Liebe während des gesamten Orgasmus zum Ausdruck.

Im Augenblick des Orgasmus haben Sie genau wie im Tod die einzigartige Möglichkeit, die Wahrheit über Ihren Wesenskern zu erfahren: das, was bleibt, wenn Sie völlig losgelassen haben. Entspannen Sie sich hinein in die Weite jenseits der Gestalt. Nutzen Sie das Aufwallen des Orgasmus, um diese Weite zu erforschen. Kommen Sie wie die Sterne am endlosen Himmel, nicht wie ein angestochener Luftballon.

Der untrainierte Liebhaber mag den Eindruck haben, bei der Ejakulation ginge es um alles oder nichts. Doch wenn Sie lernen, sich dabei zu entspannen, statt sich zu verkrampfen, und wenn Sie lernen, beim Sex über sich selbst hinauszuspüren, statt sich in den Käfig Ihrer eigenen Empfindungen zurückzuziehen, können Sie den Umfang Ihrer Ejakulation gänzlich unter Kontrolle bekommen – von ein paar Tropfen über einen Fingerhut bis hin zu einem gewaltigen Geysir.

Im Allgemeinen entspricht die Menge des Samens der Menge der freigesetzten Energie. Indem Sie die Menge des Ejakulats steuern, können Sie besser für Ausgleich sorgen und nur so viel Energie freisetzen, wie nötig ist, um Ihr inneres Gleichgewicht zu wahren. Mit etwas Übung werden Sie feststellen, dass Sie ganze Samenklumpen hinausschießen und dabei sehr viel Kraft verschleudern. Oder dass Sie eine kleine Menge, einen viertel Teelöffel voll oder weniger, heraussickern lassen können und dabei nicht einmal Ihre Erektion verlieren. Etwa einmal im Monat (oder wie es für Sie am besten ist), werden Sie in der Lage sein, genauso viel zu ejakulieren, wie nötig ist, damit Ihre innere Energie im Gleichgewicht bleibt.

Zu Beginn müssen Sie Ihre Ejakulationen ganz bewusst kontrollieren. Sie müssen vorher festlegen, wie viel Sie ejakulieren sollten, damit Sie innerlich ausgeglichen, aber nicht erschöpft sind. Irgendwann wird die angeborene Intelligenz Ihres Körpers wieder zum Vorschein kommen. Ihr Körper wird auch ohne geistige Vorgabe »wissen«, wie viel er ejakulieren muss. Wenn Sie lernen, den Körper zu entspannen und tief zu atmen, während Sie sich der Ejakulation nähern, wird Ihre Körperintelligenz ganz automatisch bestimmen, wie groß der Samenerguss sein muss, um die Energiefülle zu bewahren und das innere Gleichgewicht wiederherzustellen.

Ihre Geliebte wird die Energieübertragung bei der Ejakulation vermutlich sogar spüren können. Von Zeit zu Zeit wird sie sich vielleicht sogar danach sehnen, da dabei eine ganz besondere Energie übertragen wird, die Orgasmen ohne Ejakulation fehlt – obwohl die Energie ejakulationsfreier Orgasmen im Allgemeinen sehr viel feinstofflicher, tiefgehender und stärker ist als die Ejakulationsenergie.

Wenn Ihre Geliebte die Energie Ihrer Ejakulation spüren möchte, geht das am besten, wenn sie den Samen körperlich und energetisch über die Schleimhäute des Mundes, des Anus oder der Vagina absorbiert (immer vorausgesetzt, dass an Empfängnisverhütung gedacht wurde). Selbst die Ejakulation auf die Haut Ihrer Geliebten ermöglicht eine bessere Energieaufnahme, als wenn Sie sich in die Laken ergießen.

Indem Sie die Menge des Ejakulats von Mal zu Mal klug festsetzen und schließlich zulassen, dass Ihr Körper die natürliche Intelligenz entwickelt, das selbst zu tun, werden Sie sich weder durch übermäßiges Ejakulieren schwächen noch Ihren Körper an der natürlichen Freisetzung überschüssiger sexueller Energie hindern. Die gelegentliche Ejakulation wird zu einem Mittel, um sowohl den eigenen Energiehaushalt als auch den Energiehaushalt Ihrer Partnerin zu optimieren und auszugleichen.

9.
Wie Sie durch richtiges Ejakulieren Ihrem Leben mehr Fülle verleihen

Lernen Sie, die körperlichen und geistigen Anzeichen der Lebensenergie besser wahrzunehmen. Wenn Sie weder krank noch sehr alt sind und auch nicht unter großem Stress stehen, sollten Sie im Allgemeinen energiegeladen und doch entspannt sein. Ihr Körper sollte voller Lebenskraft sein und eine gewisse Leichtigkeit besitzen, vor allem die Energiezentren, also die Geschlechtsorgane, Bauch, Brust und Kopf. Impotenz, Frigidität, Promiskuität, Antriebsschwäche, Arbeitssucht, Geschwüre, Sodbrennen, Herzrhythmusstörungen, flache Atmung und Kopfschmerzen können Anzeichen für Energieblockaden in diesen wichtigen Zentren sein.

Sobald die inneren Blockaden verschwunden sind und Sie Ihre Ejakulationssucht überwunden haben, wird Ihr Körper sein natürliches Gleichgewicht wiedererlangen. Wenn Sie zu häufig ejakulieren, gerät dieses Gleichgewicht aus dem Lot, und Sie fühlen sich müde, schwach, deprimiert, verwirrt und antriebslos. Männer, die zu häufig ejakulieren, werden oft abhängig von Stimulanzien wie Kaffee, Zigaretten oder Pornografie. Selbst beruflicher Stress kann wie eine Art Aufputschmittel wirken und die verbrauchte Lebenskraft scheinbar wieder auffüllen.

Ein Mann, der zu häufig ejakuliert, kann womöglich nicht die nötige Energie aufbringen, um kreative Herausforderungen anzunehmen und die Hindernisse zu überwinden, die zu einem kreativen Leben gehören. Er gibt sich mit einem Routinejob zufrieden, den er ohne viel innere Beteiligung erledigen kann. Möglicherweise sind seine finanziellen, kreativen und spirituellen Bemühungen sogar ganz ordentlich, dennoch wird er weit hinter seinen Möglichkeiten zurückbleiben. Wenn er seine natürliche Energie durch allzu häufiges Ejakulieren schwächt, ist er nach einem langen Tag vielleicht nur noch in der Lage, sich vor den Fernseher zu setzen und vor sich hinzudämmern.

Ein Mann, der dagegen nicht häufig genug ejakuliert, kann übermäßig pingelig, wütend und besessen reagieren. Es wäre denkbar, dass er seinen natürlichen Energiefluss auch noch auf andere Weise unterdrückt, was ihn anfällig für Fanatismus macht oder dafür, sich selbstgerecht einer besonderen Ernährungslehre, einer religiösen Ausrichtung oder einem gesellschaftlichen Vorhaben zu widmen. Wenn seine innere Energie zunimmt, der Mann aber nicht spürt, wann er ejakulieren sollte, kann ihm auch die Sensibilität abgehen, die wachsende Energie in Fluss zu halten. Das kann zu Unterleibsbeschwerden sowie Kopfschmerzen, Rückenschmerzen oder emotionaler Verhärtung führen.

Wenn Sie angemessen häufig ejakulieren, sind Sie energiegeladen und trotzdem im Fluss. Ihr Geist ist ausgeruht und ruhig und trotzdem wachsam und reaktionsfreudig. Ihre Kreativität kann ungehindert fließen, schwierigen Situationen begegnen Sie mit frischem Blick und großer Ausdauer. Sie sind humorvoll und schlagfertig, ohne nervös oder übermäßig sarkastisch zu werden. Ihr Körper wird von seiner natürlichen Energie durchströmt, daher sind Sie meist in der für Ihr Alter, Ihre Konstitution und genetischen Anlagen optimalen gesundheitlichen Verfassung.

Am wichtigsten aber ist, dass Ihnen genügend Kraft zur Verfügung steht, um Achtsamkeit zu entwickeln. Spirituelles Wachstum – die wachsende Fähigkeit, in jeder Situation zu lieben und die Unendlichkeit des Hier und Jetzt zu spüren – hängt davon ab, dass Ihnen genügend Energie für diesen spirituellen Prozess zur Verfügung steht. Wenn Sie zu viel Energie in Form von Ejakulationen verspritzen, haben Sie einfach nicht die Kraft, die Weite des Augenblicks zu erfassen. Sie verfangen sich vielmehr im Labyrinth vergänglicher Formen. Stunden vergehen, und plötzlich wird Ihnen klar, dass Sie sich ganz und gar in Details verloren haben, ohne einen Augenblick echten Humors oder tiefer Liebe erlebt zu haben, der tiefe Hingabe und die Erkenntnis des natürlichen und offenen Seins in Ihrem Inneren hätte wecken können.

Für Ihr innerstes Sein ist nichts von dem, was Sie tun, nichts von dem, was Sie tun *können*, von Bedeutung. Der Augenblick des Erlebens verfliegt so schnell wie das Tun selbst. Ihr Leben huscht vorüber. Wie wichtig werden Ihnen im Augenblick des Todes all die Stunden sein, in denen Sie in Ihre Dramen um Geld, Sex, Familie und Wissen verstrickt waren? All das wird lange vorüber sein. Selbst jetzt können wir uns angesichts der Dinge, die scheinbar gerade von Bedeutung sind, kaum noch an die Augenblicke erinnern, die uns gestern oder vor zehn Jahren so wichtig erschienen waren – die uns zum Weinen, Schreien oder Lachen gebracht und uns Freude geschenkt haben.

Aber das Leben besteht aus dem, was wir in diesem Augenblick tun: unseren Lebensunterhalt verdienen, den Müll rausbringen, das Baby wickeln, ein Buch lesen. Spirituelles Wachstum heißt, in der Lage zu sein, all dieses – in Vollendung – zu tun, und sich gleichzeitig hindurchzuspüren an den Ursprung im Unendlichen. Wenn Sie das können, können Sie Ihr Leben mit Humor nehmen. Können Sie Liebe leben. Dann können Sie, wie auch immer die Umstände sein mögen, Ihre Vergänglichkeit und die Tiefe ursprünglichen Gewahrseins spüren, in der er ruht. Diese Erkenntnis ist weder ein Gedankentrick noch eine Philosophie, die man glauben muss. Man hat sie, oder auch nicht, erfährt sie mit dem ganzen Sein, in eben diesem Augenblick. *Sie sind entweder Liebe, oder Sie sind mehr oder weniger stark im Drama Ihrer eigenen Geschichte gefangen.*

Eine der gängigsten Folgen zu häufigen Ejakulierens ist eine subtile spirituelle Stumpfheit. Sie sorgt dafür, dass sich Ihre Aufmerksamkeit mit der Zeit ganz auf die Routine des Lebens reduziert. Das kann höchst deprimierend sein. Wenn Sie sich im Handeln – in der Routine des Lebens – verlieren, werden Sie unerfüllt bleiben. Das kann es gar nicht. Ganz gleich, wie gut Ihnen das Leben im Augenblick vorkommen mag – wenn Sie nicht in die wahre Tiefe des Augenblicks vordringen, werden Sie das Gefühl haben, etwas zu verpassen.

Übermäßiges Ejakulieren kann Ihre Wahrnehmung der unendlichen Tiefe des Seins immerfort trüben. Abgeschnitten von Ihrer wahren Inspirationsquelle – der Liebe in Ihrem Innersten –, vergessen Sie, wer Sie eigentlich sind, und lassen sich vom Fluss Ihres Tuns davontragen. Wenn Sie die tiefe Göttlichkeit nicht mehr bei jedem Atemzug spüren, suchen Sie vielleicht fälschlicherweise in den oberflächlichen Abenteuern des Lebens nach spiritueller Tiefe und spirituellem Sinn – in religiösem

Suchen, gesellschaftlichem Engagement, in der Familie, im Beruf, in Beziehungen, in Drogen –, statt Ihre autobiographische Saga entspannt zu durchdringen und in das allgegenwärtige, offene Gewahrsein und in die Liebe einzutauchen. In das, was Sie wirklich sind.

Übermäßiges Ejakulieren ist natürlich nicht der einzige Grund für spirituelle Stumpfheit. Das tiefe, bewusste Gewahrsein jedes Augenblicks geht auch unter optimalen energetischen Bedingungen leicht verloren. Sexueller Energiemissbrauch ist nur ein Faktor.

Wenn Sie zu häufig ejakulieren, haben Sie oft keine Kraft, um sich bewusst in die Tiefe des Augenblicks hineinzugeben, die Liebe zu leben und Ihre größten Gaben zu verschenken. Stattdessen glauben Sie, vom Leuchten des Seins abgetrennt zu sein, weil Sie nur noch die vor Ihnen liegenden Aufgaben im Auge haben. Da die meisten Männer heutzutage zu häufig ejakulieren und auf eine subtile Art und Weise geschwächt und abgestumpft sind, hat ihr Leben nicht die Tiefe, die es haben könnte. Die meisten spüren diesen Mangel. Und sie leiden darunter.

Folglich ist die Tiefe des Gewahrseins in jedem neuen Augenblick der beste Maßstab für die Ejakulationshäufigkeit. Können Sie mit Ihrer Liebe die Ereignisse des Augenblicks durchdringen und sich in die Offenheit des Gewahrseins hineinspüren? Oder verlieren Sie sich in der unendlichen Detailfülle des Tages, bleiben an Ereignisse gefesselt, vom schmalen Spektrum Ihrer Aufmerksamkeit bestimmt? Die Fähigkeit, weit offen in der Liebe zu verharren, hängt davon ab, dass Sie die Tiefe und Freiheit des Augenblicks erkennen, und das können Sie üben.

Wenn sie zu häufig ejakulieren – oder wenn Ihre sexuelle Energie anderweitig blockiert ist –, wird es Ihnen sowohl an Energie als auch an Aufmerksamkeit für dieses Training fehlen.

Als überlegener Liebhaber haben Sie Sex, so oft Sie wollen, doch Sie lenken Ihre Energie, statt sie unnötig in unmäßigen Ejakulationen zu verschwenden. Sie beseitigen Ihre inneren Blockaden, indem Sie sich in Vollatmung, Lieben und Gewahrsam üben – beim Sex und auch sonst.

Setzen Sie weder Ihrer Energie noch Ihrem Bewusstsein geistig Grenzen. Entspannen Sie sich, öffnen Sie sich ganz bewusst und dehnen Sie sich in den Raum aus, der Sie umgibt. Üben Sie, Ihr Bewusstsein mit Ihrem Atem in den Raum zu pressen, als wollten Sie Ihre Geliebte mit Liebe erfüllen. Nehmen Sie die Ereignisse des Augenblicks offen und liebevoll an. Heißen Sie die Energie der Ereignisse in diesem Augenblick in Ihrem Herzen ebenso willkommen, wie Sie das Entzücken empfangen würden, das Ihnen der Körper Ihrer Geliebten bereitet.

Spüren Sie sich jeden Augenblick von neuem mit vertrauensvollem Herzen durch jeden Stress, jedes Gefühl der Trennung hindurch, um sich unablässig in entspanntem, mühelosem Einssein zu üben, damit dieses Einssein Ihr natürliches Zuhause wird. Wenn Ihr Körper es braucht, wenn Sie spüren, dass es gut für Sie wäre – und es sich nicht nur um ein suchtbedingtes Zucken handelt –, dann, und nur dann, ejakulieren Sie mit so viel Liebe und offenem Geben, wie Sie sich gestatten können. Finden Sie so heraus, wie oft Sie ejakulieren sollten – ob einmal am Tag oder einmal im Jahr.

10.
Ejakulieren Sie nur, wenn der Körper es braucht

Wenn Sie Sex haben, ohne zu ejakulieren, und die Energie in Fluss bringen, laden Sie Ihren Körper mit Lebenskraft auf. Zu häufiges Ejakulieren schwächt und laugt Sie aus. Aber wie viel ist »zu viel«? Wie häufig sollten Sie ejakulieren? Auf diese Frage gibt es keine allgemeingültige Antwort, da Ihr natürlicher Ejakulationszyklus von vielen Faktoren beeinflusst wird. Alter, Ernährung, Lebensstil, Arbeitsbelastung und sogar das Wetter spielen eine Rolle bei der Entscheidung, wie häufig Sie beim Sex ejakulieren sollten.

Um festlegen zu können, wie oft Sie ejakulieren sollten, müssen Sie zunächst die alten Gewohnheiten und Muster auflösen, um den authentischen, natürlichen Rhythmus Ihres Energieflusses spüren zu können. Mit anderen Worten, Sie müssen sich von Ihrer Ejakulationssucht befreien, bevor Sie den Botschaften des Körpers vertrauen können.

Damit Sie diesen Zusammenhang besser verstehen, beschäftigen wir uns kurz mit der weit verbreiteten Abhängigkeit von Koffein. Wenn Sie jahrelang Tag für Tag Kaffee trinken und plötzlich damit aufhören, kann es zu Kopfschmerzen, Müdigkeit und Unwohlsein kommen. Damit will Ihr Körper Ihnen offenbar mitteilen, dass es gar nicht gut ist, das Kaffeetrinken einzustellen. Doch aus diesen Symptomen spricht nur die Sucht. Ihr Körper hat sich an das Koffein gewöhnt, und es dauert eine gewisse Zeit, bis er seine Abhängigkeit überwunden hat. Nach etwa einer Woche wird Ihr Verlangen nach Koffein schwächer. Erst jetzt, nachdem Sie die Abhängigkeit überwunden haben, sind Sie in der Lage zu spüren, was Ihr Körper wirklich braucht, und zu entscheiden, wann Sie Kaffee trinken und wie viel Ihnen guttut. Andernfalls werden die von der Sucht ausgelösten Signale eine falsche Lust auf Kaffee wecken.

Dasselbe gilt für Ihre Ejakulationssucht. Sie müssen mit alten Gewohnheiten brechen, ehe Sie über die für Sie beste Ejakulationshäufigkeit entscheiden können. Um die Abhängikgeit zu überwinden, müssen Sie zunächst die bereits beschriebenen Übungen machen und den Energiefluss innerlich leiten – an der Wirbelsäule nach oben und an der Vorderseite nach unten. Sie müssen sich sowohl beim Sex als auch während des Tages bemühen, tief zu atmen, sich zu entspannen und entspannt zu lieben. Andernfalls wird sich die Spannung, die sich im Laufe eines Tages aufbaut, an dem Sie flach atmen und verkrampft lieben, in einer Ejakulation entladen wollen.

Es kann sein, dass Sie diese Übungen monatelang beim Sex und über den Tag verteilt machen müssen, bis es Ihnen gelingt, die Ejakulation regelmäßig zu umgehen. Aber sobald Sie das können, wird sich Ihr innerer Energiepegel Tag für Tag erhöhen. Jedes Mal, wenn Sie Sex haben, Ihre innere Energie in Bewegung bringen und sie vermehren, statt sie zu verschleudern, steigt Ihr Energiepegel. Und obwohl die Lebenskraft täglich wächst, bleiben Sie voll und entspannt, weil Sie durch Ihren gesamten inneren Kreislauf atmen, während Sie sich in Liebe und offenem Gewahrsein üben.

Das Alter spielt bei der Bestimmung der gesündesten Ejakulationshäufigkeit eine große Rolle. Jugendliche können unter Umständen recht häufig ejakulieren, ohne dass ihre Energie und ihre Klarheit erkennbar darunter leiden. Ein Mann Mitte zwanzig kann vielleicht einmal die Woche oder öfter ejakulieren und sich trotzdem seine volle Energie und Klarheit bewahren. Doch wenn ein Mann einmal Ende dreißig ist, wird er vermutlich feststellen, dass es ihm sehr zugutekommt, nur noch etwa einmal im Monat zu ejakulieren. Bei diesen Angaben handelt es sich nur um grobe Schätzungen. Jeder Mann muss selbst experimentieren, um seinen natürlichen Ejakulationszyklus zu finden.

Es ist normal, dass das Ejakulationsbedürfnis des Mannes mit zunehmendem Alter zurückgeht. Je älter der Mann, desto wichtiger wird es, dass er seine innere Energie hütet und vermehrt. Für einen Mann Ende sechzig kann es möglicherweise am besten sein, ganz auf die Ejakulation zu verzichten oder zumindest nur noch sehr selten zu ejakulieren – etwa drei- oder viermal im Jahr –, wenn er bei optimaler Gesundheit bleiben und sich seine Vitalität, seine geistige Schärfe und seine spirituelle Tiefe bewahren will. Aber jeder Mann ist einzigartig, deshalb muss auch jeder die optimale Ejakulationshäufigkeit selbst herausfinden.

Ernährung und Sport wirken sich oft ebenfalls auf den inneren Energiekreislauf und damit auf das Ejakulationsbedürfnis aus. Wenn Sie zu viel Zucker zu sich nehmen, kann das die problemlose Zirkulation der inneren Energie erschweren. Der übermäßige Verzehr von Salz, Eiern und Fleisch kann Ihren Ejakulationsdrang erhöhen.

Andererseits können Ihnen diese Lebensmittel auch neue Lebenskraft schenken, wenn Sie vom häufigen Ejakulieren geschwächt sind. Welche Lebensmittel am besten zur Stärkung geeignet sind, hängt von Ihrem Körpertyp, Ihrem Stoffwechsel, Ihrer Konstitution und Ihren Ernährungsgewohnheiten ab.

Für viele Männer sind Eier ein hervorragender Muntermacher nach allzu häufigem Ejakulieren. Bei vielen ejakulationssüchtigen Männern sind Eier sogar fester Bestandteil eines normalen Frühstücks.

Passend zu Ihren Ernährungsgewohnheiten gibt es auch andere Nahrungsmittel, die Ihr Gleichgewicht nach einer Phase häufigen Ejakulierens wieder ins Lot bringen. Wenn Sie sich vegan ernähren und weder Fleisch noch Eier oder Milchprodukte zu sich nehmen, können Mandeln die Energievorräte nach der Ejakulation ganz wunderbar aufbauen. Wenn Ihre Ernährung etwas reichhaltiger ist und bereits Eier und andere Proteine enthält, brauchen Sie vielleicht so etwas wie ein Steak, um Ihre erschöpften Vorräte wieder aufzufüllen.

Bedenken Sie jedoch auch den umgekehrten Einfluss einer solchen Ernährung. Im Allgemeinen gilt: Je mehr Eier oder Fleisch Sie zu sich nehmen, desto wahrscheinlicher werden Sie das Gefühl haben, häufig ejakulieren zu *müssen*. Wenn Sie zum Beispiel jeden Morgen Eier essen, kann das sowohl das Bedürfnis nach häufigem Ejakulieren in Ihnen wecken als auch der unbewusste Versuch sein, den Mangel auszugleichen, der durch zu häufiges Ejakulieren erzeugt wurde.

Regelmäßige sportliche Ertüchtigung – besonders ein sanfter und bewusster Sport wie Yoga, Tai Chi und Gehen – kann Ihnen helfen, den Energiefluss durch den Körper zu leiten, und Ihnen die sexuellen Praktiken erleichtern.

Hinsichtlich der Ejakulationshäufigkeit müssen auch der allgemeine Gesundheitszustand und die Arbeit in Betracht gezogen werden. Wenn Sie wirklich krank oder ungewöhnlich schwach sind, ist die Ejakulation fast nie angezeigt. Wenn Sie eine außergewöhnlich anstrengende Arbeit haben – oder nach einem langen Tag einfach erschöpft sind –, ist es für gewöhnlich am besten, sich durch eine Ejakulation nicht noch weiter zu schwächen. Wenn Sie müde und schwach sind, ist es weit besser, Sex ohne Ejakulation zu haben und energetisch entspannt zu bleiben, um die innere Stärke und Kraft zu mehren.

Ihr Ejakulationsbedürfnis wird auch durch die Häufigkeit sexueller Begegnungen ohne Ejakulation beeinflusst. Wenn Sie sich zum Beispiel jeden Tag einen Orgasmus ohne Ejakulation gönnen, werden Sie sehr viel mehr innere Energie aufbauen – und damit besser in der Lage sein, die Energie wieder aufzufüllen, die beim gelegentlichen Ejakulieren verloren geht –, als wenn Sie nur einmal im Monat einen Orgasmus ohne Ejakulation haben.

Ein wichtiger Faktor bei der Festlegung der Ejakulationshäufigkeit ist das Wetter. Wenn es kalt ist, braucht Ihr Körper mehr Energie zur Erzeugung von Wärme. Deshalb sollten Sie weniger häufig ejakulieren, um Ihre innere Energie zu bewahren und zu steigern. Wenn es heiß ist – wenn Sie zum Beispiel Urlaub in den Tropen machen –, muss Ihr Körper keine zusätzliche Energie für die Wärmeerzeugung aufwenden. Deshalb lässt sich die innere Energie dort besser vermehren als in kälteren Regionen, und die Ejakulation ist der Gesundheit weniger abträglich.

Der Körper ähnelt einer Batterie. Allzu häufiges Ejakulieren sowie Kälte, eine unverhältnismäßig anstrengende oder unangenehme Arbeit, Krankheit, schlechte Ernährung und chronische Anspannung plündern die Energievorräte. Sex, bei dem Energie in Fluss bleibt und nicht ejakuliert wird, intensives Lieben, eine richtige Ernährung, Sport, eine Arbeit, die Sie gerne machen, und tiefes, entspanntes Atmen laden Ihren Körper wieder auf.

Wenn Sie mit Ihren alten Ejakulationsgewohnheiten gebrochen haben und wissen, wie Sie innere Orgasmen ohne Ejakulation erleben können, werden Sie mit Hilfe der beschriebenen Richtlinien und Hinweise schnell herausgefunden haben, wie oft Sie tatsächlich einen Orgasmus mit Ejakulation brauchen, um Körper, Geist und Seele Ausgeglichenheit und Vitalität zu schenken.

11. Die drei Orgasmen der Frau

Während die meisten Männer bei der Ejakulation Energie verlieren, stellen viele Frauen fest, dass Orgasmen Ihr Energieniveau erhöhen, die Energie freier fließen lassen und ihnen helfen, ihr Inneres weiter zu öffnen. Und so, wie der Mann lernen kann, Orgasmen mit Ejakulation in innerliche, verjüngende Orgasmen zu verwandeln, kann die Frau lernen, ihre Orgasmen erblühen zu lassen und sich dem verjüngenden Entzücken immer weiter zu öffnen.

Wenn Sie erleuchteten Sex praktizieren möchten, ist es hilfreich, mindestens drei Typen weiblicher Orgasmen zu kennen: den klitoralen Orgasmus, den vaginalen Orgasmus und den Muttermundorgasmus. Die meisten Frauen und Männer kennen nur den klitoralen Orgasmus – ein eher oberflächliches Lustempfinden, ein Splitter flüchtigen Erbebens. Erleben sie keine vaginalen Orgasmen und Muttermundorgasmen, bleiben viele Frauen unbefriedigt, ohne den Grund dafür zu kennen. Diese Unzufriedenheit kann weit über ihre sexuellen Begegnungen hinausgehen. Eine Frau kann ein Gefühl des Mangels empfinden. Sie empfindet eine Leere, ein Sehnen, an das ihr Mann offenbar nicht rühren kann, so sehr er sich auch bemüht.

Ohne die tieferen Empfindungen eines vaginalen Orgasmus oder eines Muttermundorgasmus fühlt sich der Körper einer Frau vielleicht nicht gänzlich von der Liebe eines Mannes durchdrungen, die auch zum Kern ihres Wesens vordringt.

Vielleicht spürt sie seine Versuche. Vielleicht spürt sie die Fürsorge und Zuneigung. Gleichwohl wartet sie tief im Inneren darauf, voll zu erblühen.

Auf Grund dieser unerfüllten Sehnsucht hat eine Frau vielleicht düstere Träume, in denen andere Männer, Motorradfahrer und Piraten, Pferde und Fantasiegeschöpfe sie bis ins Innerste durchdringen. Oder sie träumt von einer undefinierbaren Kraft, die sie »nimmt« wie kein Mann je zuvor. Und all das, weil sie bislang keine überwältigende, alles durchdringende – lesbische oder heterosexuelle – Liebe ihres Partners empfangen konnte.

Es kommt vor, dass eine Frau die Unfähigkeit ihres Liebhabers oder ihre eigene Furcht, sich ganz und gar zu öffnen, jahrelang hinnimmt. Mit der Zeit gibt sie sich mit Routinesex zufrieden, denn das ist besser als nichts. Sie gibt sich damit zufrieden, kurz Lippen und Zunge zwischen ihren Beinen zu spüren. Zehn stoßende, zuckende Minuten lang zu spüren, wie ein Penis oder ein Dildo in sie eindringt. Vielleicht duldet sie sogar, dass ihr Liebhaber ihre Klitoris erbarmungslos mit seinem behaarten Schambein zermalmt. Doch das ist es nicht. Ganz gleich, wie viele klitorale Orgasmen sie hat – wenn ihr Gelieber einschläft, bleibt sie im Innersten unberührt zurück. Und sie weiß, dass Sex mehr sein kann als das. Sie weiß nur nicht, wie sie es anstellen oder was sie tun soll, um auf diese Ebene zu gelangen.

Irgendwann gibt sie vielleicht die Hoffnung auf. Sie fängt an, den Männern zu grollen – kleinen Männern, dummen Männern. Oder die Arme gibt sich selbst die Schuld, überzeugt, dass sie, nicht ihr Partner, sexuell nicht gut genug ist. So oder so, wenn sie über ihren Partner schimpft oder unter der eigenen

Unzulänglichkeit leidet, zeigt sie die Symptome einer unerfüllten weiblichen Essenz.

Manchmal hat das Gefühl, unerfüllt zu sein, nichts mit ihren Orgasmen zu tun. Manchmal fehlt es lediglich an innerem Erfülltsein. Aber manchmal hungert auch der Körper, und klitorale Orgasmen können diesen Hunger oft nicht stillen. Vielen Frauen dienen der vaginale Orgasmus und der Muttermundorgasmus als körperliche Pforte zu einem vollständigeren emotionalen und spirituellen Annehmen der Liebe.

Frauen unterscheiden sich stark in ihren Orgasmen. Bei den so genannten Fakten, über die wir hier sprechen – wie lange ein Orgasmus dauert, wie er sich anfühlt, wie man ihn herbeiführt –, handelt es sich um höchst allgemeine Näherungswerte. Jede Frau ist anders. Manche Frauen kommen wie der Regen. Andere erleben nie etwas, was sie als Orgasmus bezeichnen würden, und sind doch körperlich gesund, haben ein weit offenes Herz und leben eine zutiefst erfüllende Intimität. Nicht alle Frauen brauchen oder wünschen sich Orgasmen.

Darüber hinaus schwankt die Orgasmusfähigkeit jeder Frau von Tag zu Tag und von Augenblick zu Augenblick. Viel hängt von der Stimmung, dem Vertrauen und der ganz besonderen Beschaffenheit der Liebe ab, was eine Frage der Chemie zwischen den Liebenden ist. Unter Berücksichtigung dieser Vorbehalte – sowie des Umstandes, dass ich ein Mann und deshalb nicht in der Lage bin, die feinen (oder auch nicht so feinen) Unterschiede weiblicher Orgasmen zu vermitteln – legen Sie die im Folgenden dargelegten Näherungswerte Ihren eigenen Experimenten bitte als Richtschnur zugrunde.

12.
Einfach genießen: klitorale Orgasmen

Ich lag auf dem Bett, sie saß auf meinem Bauch. Sie fing an, mit den Hüften zu rollen, so dass sich ihr Unterleib an meinem Rumpf auf und ab bewegte. Sie liebte meinen Bauch, rieb sich in feuchter Hingabe an meinen Muskeln. Allmählich wurden ihre Bewegungen schneller.

Ich sah zu ihr auf. Sie bot einen wunderschönen Anblick. Ihr langes Haar schwang vor und zurück. Von Zeit zu Zeit fiel es ihr ins Gesicht, dann warf sie den Kopf in den Nacken und starrte an die Decke. Sie stöhnte, knurrte und schüttelte ihre Mähne, als verschlinge sie das lebendige Fleisch vor sich mit Genuss.

Schwer pendelten ihre Brüste hin und her, zum Bersten voll mit süßer Liebe. Von Zeit zu Zeit richtete ich mich auf und suchte ihre Brustwarzen mit Lippen und Zähnen, ehe ich mich wieder zurückfallen ließ, um ihre wilde Leidenschaft zu spüren und mit anzusehen, wie ihre Lust wuchs.

Dann kniete sie über mir, und ihre Bewegungen wurden gezielter. Ungestüm rieb sie ihre Klitoris an meinen Bauchmuskeln, immer wieder, vor und zurück. Ihre Bewegungen wurden kleiner, schneller. Sie verzog das Gesicht, schloss die Augen, ihr Atem ging schneller.

Sie kam an mich gedrängt, der ganze Körper gespannt, der Atem schnell und schwer. Ihre Kehle verengte sich und dämpfte die spitzen Schreie und Seufzer, die sich ihr entringen wollten.

Ihre Lider schlossen sich. Mit einem Mal erstarrte sie. Ihr Körper war gespannt wie ein Bogen. Sie atmete nicht.

Dann entspannte sie in einer letzten kurzen Welle der Lust.

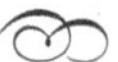

Anspannen, verkrampfen, Atem anhalten, entspannen. Der klitorale Orgasmus der Frau hat große Ähnlichkeit mit der Ejakulation des Mannes. Da das Liebesspiel vieler Paare nicht lange genug dauert und es oft an emotionalem Vertrauen und spiritueller Offenheit fehlt, geben sich viele Frauen am Ende mit klitoralen Orgasmen zufrieden, die durchaus lustvoll sind. Doch wenn eine Frau nur klitorale Orgasmen kennt, entgeht ihr viel von dem, was der Orgasmus sein kann.

Klitorale Orgasmen sind am leichtesten zu bekommen. Viele Frauen erleben sie nach nur zehn oder fünfzehn Minuten, in denen die Klitoris mit Hand, Mund oder Penis direkt oder indirekt stimuliert wird – sofern auch der Rest ihres Körpers genügend Aufmerksamkeit erfährt. Die Frau kann aus anatomischen Gründen Schwierigkeiten haben, beim Geschlechtsverkehr einen klitoralen Orgasmus zu bekommen: Beim normalen Geschlechtsakt wird die Klitoris nicht genügend gereizt. Der Penis des Mannes gleitet an der Klitoris vorbei, ohne sie ausreichend zu stimulieren, so dass es zu einem Orgasmus käme. Um dieses gängige anatomische Missverhältnis auszugleichen, muss der Mann darauf achten, dass sein Becken sich im richtigen Winkel zu ihrem Becken befindet, so dass sein Schambein oder vielleicht sogar der Schaft seines Penis an ihrer Klitoris reibt.

Das funktioniert nicht bei jeder Frau. Für gewöhnlich sind klitorale Orgasmen zwar am leichtesten zu bekommen, dennoch ist es nicht immer ganz einfach, die Klitoris bis zum Orgasmus zu reizen. Manchen Frauen genügt die Stimulation streichelnder Finger oder einer leckenden Zunge. Bei anderen macht es die richtige Mischung: Zum Beispiel, indem sie sich selbst um die Klitoris kümmert, während ihr Geliebter mit Penis oder Dildo in die Tiefen ihrer Vagina eindringt.

Wenn sich eine Frau dem klitoralen Orgasmus nähert, spannt sich ihr Körper oft an. Sie schließt die Augen, ihr Atem kommt in schnellen Stößen, und es mag aussehen, als ziehe sie sich zusammen, statt sich zu öffnen. Die sich immer stärker ausdehnende Weite ozeanischer Lust kann sich auf eine geschwollene Klitoris und ein paar Muskelkontraktionen beschränken. Im Augenblick des klitoralen Orgasmus kann sich die Frau emotional von ihrem Partner lösen und sich in die Welt ihrer eigenen Empfindungen zurückziehen, genau wie es der Mann bei der Ejakulation manchmal tut.

Eine Frau muss weder emotional besonders offen noch sehr verliebt sein, um klitorale Orgasmen zu erleben. Viele Frauen haben die besten klitoralen Orgasmen mit einem Vibrator, wenn sie alleine sind und sich ganz auf ihre eigene Lust und ihre eigenen Empfindungen konzentrieren können. Ähnlich der Ejakulation des Mannes kann sogar die rein mechanische Stimulation bei vielen Frauen zumindest einen oberflächlichen klitoralen Orgasmus herbeiführen, sofern man es richtig anstellt und lange genug durchhält. Dazu müssen Sie allerdings entspannt genug oder willens genug sein, diese Lust zu erleben. Wenn Sie zu verschlossen sind oder es Ihnen allzu sehr widerstrebt, sich von intensiver Lust durchströmen zu lassen, kann keine Stimulation der Welt Ihnen einen Orgasmus bescheren.

Der klitorale Orgasmus selbst ist eher kurzlebig und klar umrissen: Wir haben es mit einigen Sekunden intensiver Lust und orgastischer Wellen zu tun, die sich wiederholen lassen, da viele Frauen während des Liebesaktes mehrere klitorale Orgasmen erleben können. Am Gesamtspektrum möglicher Orgasmen gemessen ist der klitorale Orgasmus relativ leicht zu bekommen, schnell und oberflächlich – und oft nicht die Art von Orgasmus, bei der die Frau das Gefühl hat, dass »die Erde bebt« oder ihr Inneres aufbricht und ihrer Liebe neue Frische verleiht. Und so wie das bei der Ejakulation des Mannes der Fall ist, kann der klitorale Orgasmus die Frau energetisch manchmal eher schwächen als stärken.

Klitorale Orgasmen sind gleich Blumen, die im Lustgarten der Frau nicht fehlen dürfen – sie lockern die Erde für fruchtbarere Ranken der Liebe. Der erste Schritt Richtung Orgasmus besteht für viele Frauen darin, klitorale Orgasmen ungehemmt zu genießen. Es ist jedoch wichtig, dass die Frau und ihr Liebhaber die Bemühungen nicht an dieser Stelle einstellen, da es noch sehr viel mehr zu entdecken gibt.

13. Einfach lustvoll: vaginale Orgasmen

Wir lagen im Bett, küssten uns und hielten uns lange im Arm. Ich ließ die Hände über ihre Schenkel nach oben wandern und griff nach ihrem Po. Meine Finger fanden den Weg zwischen ihre Beine, und ich spürte, wie feucht sie war. Ich nahm die Hand von ihrem Gesäß und legte sie fest um ihren Venushügel. Sie stöhnte und lächelte. Sie presste die Beine fest zusammen, öffnete sie wieder, legte ihre Hand auf meine, drückte sie in ihre Scham und schob meine Finger in ihren feuchten Leib.

Als sie offen und sehr nass war, drang ich ganz langsam zuerst mit einem, dann mit zwei Fingern in sie ein. Behutsam erkundete ich das samtige Terrain, jeden Teil ihrer sexuellen Landschaft, die seichten und die tiefen Stellen, berührte sie rechts und links, vorne und hinten. Nachdem ich ihr weiches Inneres ganz und gar erforscht und ihre Reaktionen gespürt hatte, konzentrierte ich mich allmählich mehr auf ihren G-Punkt, der etwa fünf Zentimeter nach dem Scheideneingang an der Scheidenvorderwand liegt, direkt hinter dem Schambein.

Ihr G-Punkt fühlte sich schwammig und ein wenig zerklüftet an. Ganz anders als der Rest ihrer Vagina. Nun fing ich an, mit dem Finger längs und quer über diesen Punkt zu streichen und ihn lockend zu krümmen, als wollte ich sagen: »Komm her.«

Ihre Atmung vertiefte sich. Sie berührte ihre Brüste. Ich reagierte auf den Hinweis und massierte sie mit meiner freien Hand, hörte aber nicht auf, den Punkt in ihrer Vagina zu liebkosen. Von Zeit zu Zeit drangen meine Finger tiefer in sie ein, um ihren Muttermund – die Öffnung zur Gebärmutter am anderen Ende ihrer Vagina – zu berühren. Dann wiederum erforschte ich mit meinen Fingern ihre Vulva. Sanft kniff, knetete und streichelte ich ihre Schamlippen und den Bereich ihrer Klitoris.

Bevor meine Berührungen sie langweilen konnten oder sie sich daran gewöhnte, ließ ich meine Finger weiterwandern, veränderte Geschwindigkeit oder Druck meiner Berührungen. Aber ich kehrte immer wieder zu ihrem G-Punkt zurück, als wiederholte ich den Refrain eines Liedes.

Jedes Mal, wenn ich zu ihrem G-Punkt zurückkehrte, verweilte ich ein wenig länger dort, bis ihre Atmung voller wurde und ich mich erneut ein wenig mit dem Rest ihrer Vagina vom Gebärmutterhals bis hin zur Klitoris und den Schamlippen beschäftigte. Mit der anderen Hand streichelte ich ihren Hals, ihre Brüste, Bauch, Po, Beine und Füße.

Das ging vielleicht zwanzig Minuten oder eine halbe Stunde so weiter, bis ihr Orgasmus anschwoll wie eine Welle, die vom fernen Horizont heranrollt. Ich hörte nicht auf, ihren G-Punkt zu streicheln und mich dem Rest ihrer Vagina zu widmen, wenn ich es für angemessen hielt. Sie breitete die Arme zur Seite aus, als läge sie auf einem Kreuz. Ihre Finger waren ausgestreckt wie die Strahlen der Sonne. Ihr Rücken wölbte, ihr Mund öffnete sich. Er war, als öffnete sie sich, um Liebe und Lust immer tiefer in sich aufnehmen zu können.

Sie fing an, Laute von sich zu geben. Langgezogene, tiefe, offene Laute, Laute der Hingabe und der entspannten Freude.

Ihr Blick war weich und verletzlich, die Augen weit geöffnet. Gänzlich gelöst und hingegeben sah sie mir in die Augen und ließ ihre Lust in dieser Atmosphäre dichten Vertrauens überfließen. Eine einzelne Träne löste sich aus ihrem Augenwinkel und rollte hinab.

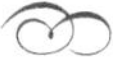

Vaginale Orgasmen oder G-Punkt-Orgasmen gehen tiefer als klitorale Orgasmen. Sie brauchen auch länger, manchmal dreißig oder vierzig Minuten. Zudem muss dazu für gewöhnlich der G-Punkt stimuliert werden, was beim Geschlechtsverkehr der Fall sein kann – oder auch nicht.

Sie werden unterschiedliche Stellungen und verschiedene Penetrationswinkel ausprobieren müssen, bis Sie Positionen finden, in denen Penis, Finger oder Dildo mit der richtigen Stelle in der Vagina in Kontakt kommen. Für manche Frauen ist das Eindringen von hinten, die so genannte »Hündchenstellung«, die beste Position für vaginale oder G-Punkt-Orgasmen. Andere möchten ihren Partner lieber von Angesicht zu Angesicht lieben, wobei der Penetrationswinkel so gewählt werden muss, dass der Penis des Mannes an die Vorderwand der Scheide stößt, statt ohne weiteren Kontakt daran vorbeizugleiten.

Wo befindet sich die Stelle in der Scheide, die für einen G-Punkt-Orgasmus stimuliert werden muss? Das ist ganz unterschiedlich. Bei manchen Frauen ist dieser Bereich – der G-Punkt – klar umrissen und befindet sich etwa fünf Zentimeter nach dem Scheideneingang an der Vorderwand der Vagina.

Dieser Punkt verfügt über eine ganz besondere sexuelle Reaktionsfähigkeit. Das schwammartige Gewebe unter der Oberfläche kann sich zum Orgasmus hin mit Flüssigkeit füllen. Einige Frauen reagieren auf die Stimulation ihres G-Punktes mit Harndrang. Zudem gibt es Frauen, die beim Orgasmus eine Flüssigkeit aus diesem Gewebe absondern.

Andere Frauen haben keinen deutlich spürbaren G-Punkt, kommen aber dennoch in den Genuss intensiver vaginaler Orgasmen, die sich sehr stark von klitoralen Orgasmen unterscheiden. Mit den Begriffen »G-Punkt-Orgasmus« und »vaginaler Orgasmus« bezeichne ich denselben Typ von Orgasmus: Er ist voller als ein klitoraler Orgasmus, aber im Allgemeinen nicht so intensiv wie ein Muttermundorgasmus.

Ob Sie nun eine Frau mit einem deutlich fühlbaren G-Punkt sind oder nicht – vaginale Orgasmen oder G-Punkt-Orgasmen sind voller, gefühlvoller, langsamer, länger und intensiver als klitorale Orgasmen. Bei einem G-Punkt-Orgasmus öffnen sich Körper und Atmung, statt sich zu verkrampfen und zu verschließen, wie das beim klitoralen Orgasmus oft der Fall ist. Bei einem vaginalen Orgasmus oder G-Punkt-Orgasmus nehmen Sie Lust und Liebe tief in Ihren offenen, hingegebenen Körper, in Ihr Herz und in Ihre Lunge auf und reagieren mit Wellen hemmungsloser emotionaler und körperlicher Entfaltung. Klitorale Orgasmen sind dagegen oft ein »Krampf« kurzer, intensiver Lust.

Die tiefe Offenheit bei G-Punkt-Orgasmen oder vaginalen Orgasmen erfordert ein höheres Maß an Vertrauen und Verbundenheit als klitorale Orgasmen. Die meisten Frauen können klitorale Orgasmen durch Selbstbefriedigung, mit einem Vibrator oder mit einem Liebhaber erleben, der weiß, wie er den Bereich der Klitoris mit Fingern, Zunge oder Penis stimulieren muss. Vaginale Orgasmen kommen dagegen typischerweise nur mit einem Partner vor, dem die Frau wirklich vertraut und dem sie bereit ist, sich in tiefer Empfängnis und freimütiger Hingabe zu öffnen. Bei einem G-Punkt- oder vaginalen Orgasmus geht es ebenso sehr um selige emotionale Empfänglichkeit, Offenheit und Hingabe wie um körperliche Ekstase.

Eine Frau, die sich mit ihrem Sexualpartner nicht entspannen und ihm nicht vertrauen kann, wird nur schwer G-Punkt- oder vaginale Orgasmen erleben. Und selbst dann reagiert der G-Punkt vieler Frauen sehr empfindlich oder sogar mit Schmerzen auf Berührungen. Das kann allerdings ein gutes Zeichen sein, denn es offenbart das Potenzial sexueller Reaktionsfähigkeit. Berührungsempfindlichkeit oder Schmerz weisen oft darauf hin, dass ein hochempfindlicher Bereich der Vagina – vielleicht auf Grund früherer Traumatisierung oder einfach aus Frustration – blockiert ist und sich deshalb jeder Stimulation verweigert.

Man braucht Zeit, Geduld, Liebe und Einfühlungsvermögen, um einen gereizten, abweisenden oder traumatisierten G-Punkt zu öffnen. Eine sinnvolle Strategie besteht darin, dass der Liebhaber der Frau den Bereich ihres G-Punktes vorsichtig mit seinen Fingern massiert und dabei auf Rückmeldung von ihr achtet. Die Frau selbst sollte ganz genau sagen, wie sie berührt und massiert werden möchte: »Langsamer, nicht so fest, du darfst ihn kaum berühren, gib mir ein paar Sekunden Zeit, mich zu erholen, in Ordnung, jetzt fester, fester, schneller, jetzt wieder langsamer …«

Einige Frauen haben anfangs nach wenigen Minuten G-Punkt-Massage genug. Allerdings ist es am besten, wenn man sich nach und nach auf eine Stunde oder mehr hocharbeitet. Wenn Sie selbst massiert werden, wird es Sie vielleicht überraschen, wie viele emotionale Rückstände in Ihrem Scheidengewebe gespeichert sind. Es kann sein, dass Sie ohne erkennbaren Grund plötzlich wütend werden, Angst bekommen oder Trauer empfinden. Wenn diese Gefühle zu stark werden und Sie nicht weitermachen können, brechen Sie die Massage ab und genießen Sie es einfach ganz bewusst, mit Ihrem Geliebten zusammen zu sein. Sprechen Sie mit ihm über Ihre Gefühle, entspannen und atmen Sie gemeinsam, während er Ihnen in seinen Armen Zuflucht gewährt.

Nach Möglichkeit sollten Sie die Massage irgendwann wieder aufnehmen. Das kann ein paar Minuten oder ein paar Tage später sein. Durch Übung werden Sie lernen, die Massage *trotz* der Gefühle fortzusetzen, die in Ihnen aufsteigen. Üben Sie sich darin, voll und ganz präsent zu bleiben und aufsteigende Gefühle ganz und gar zuzulassen und umzuwandeln, während Sie schreien, weinen, heulen oder stöhnen. Atmen Sie immer weiter, während diese Gefühle Sie durchströmen. Nehmen Sie alle Empfindungen vollständig wahr, bauen Sie Ihre Abwehr und Ihre Schutzwälle Schicht für Schicht ab, während Ihr Liebhaber den G-Punkt weiterhin genau nach Ihren Anweisungen massiert.

Vielleicht müssen Sie sich eine oder zwei Wochen lang jeden zweiten Tag massieren lassen. Vielleicht sind auch einige Monate gefühlvoller G-Punkt-Massage vonnöten. Wie lange es dauert, spielt keine Rolle. Haben Sie Geduld. Lassen Sie sich Zeit. Schreiten Sie in Ihrer eigenen Geschwindigkeit und mit der Ihnen angenehmen Intensität voran. Irgendwann wird sich Ihre Vagina dieser Form der Berührung öffnen. Der G-Punkt wird sich entspannen. Die emotionalen Narben früherer Erfahrungen – von den Erinnerungen an sexuellen Missbrauch in der Kindheit bis hin zu den emotionalen Folgen gefühlloser Ex-Liebhaber – werden sich allmählich auflösen. Denken Sie nur stets daran, bei der G-Punkt-Massage weiterzuatmen, zu fühlen und sich zu entspannen, wenn Gefühle und Erinnerungen aufsteigen, Ihren Körper und Ihr Herz durchströmen und nach und nach verschwinden.

Sobald der G-Punkt von chronischer Anspannung befreit ist, reagiert die ganze Vagina anders auf innere Stimulation. Wenn der Mann seine Erektion dreißig bis vierzig Minuten lang halten kann und Penis und Vagina so positioniert sind, dass ein entsprechender Kontakt zustande kommt, kann der Geschlechtsverkehr den meisten Frauen regelmäßig intensive und emotionale G-Punkt-Orgasmen bescheren.

Folgendes Muster tritt bei Frauen häufig auf: Nach einigen klitoralen Orgasmen erleben sie zum Abschluss einen vollständigen G-Punkt-Orgasmus oder vaginalen Orgasmus, der oft das entspannte Ende des Liebesaktes einläutet. Manche Frauen genießen die klitorale Stimulation und den klitoralen Orgasmus als Vorbereitung auf den totalen G-Punkt-Orgasmus, während andere überhaupt kein Interesse an oder kein Bedürfnis nach klitoralen Orgasmen haben. Es gibt Frauen, die das Liebesspiel nach einem G-Punkt- oder vaginalen Orgasmus ausklingen lassen. Andere dehnen es noch weit über den ersten G-Punkt- oder vaginalen Orgasmus aus und erleben unter Umständen sogar multiple G-Punkt-Orgasmen, so wie einige Frauen mehrere klitorale Orgasmen haben.

Manchmal tut sich der Mann leichter, wenn er zunächst lernt, eine Frau mit den Fingern zum G-Punkt-Orgasmus oder vaginalen Orgasmus zu bringen, ehe er es mit dem Penis versucht. Mit liebenden Fingern kann er die inneren Landschaften seiner Partnerin erkunden, lernen, welcher Rhythmus, welche Intensität und welche Stellen die sexuelle Energie seiner Partnerin am stärksten reizen. Er kann auf ihre Äußerungen eingehen und ihre Energie mit seinen Fingern zu intensiver emotionaler Offenheit und Hingabe verlocken. Wenn er es dann mit dem Penis versucht, wird er sehr viel besser wissen, was zu tun ist.

Ganz gleich, wie vollendet ein Mann diese Technik beherrscht – eine Frau wird sich erst dann so weit entspannen, dass sie einen G-Punkt-Orgasmus haben kann, wenn sie ihrer eigenen sexuellen Energie sowie der sexuellen Energie ihres Partners vertraut und sich ihr öffnet. Wenn sie im Augenblick intensivster Lust nicht gesehen werden möchte, wird sie sich verschließen. Wenn sie Angst vor Gefühlen hat oder fürchtet, ihnen zu sehr Ausdruck zu verleihen, wird sie sich verschließen. Wenn es ihrem Partner an Einfühlungsvermögen und emotionaler Verbundenheit fehlt, wird sie sich aus Mangel an Vertrauen zurückhalten.

Wenn sie spürt, dass es ihrem Partner an maskuliner Zielsetzung im Leben fehlt, etwa weil seine finanziellen oder spirituellen Ambitionen unklar sind, wird sie sich ihm nicht völlig öffnen. Sie wird ihren femininen Kern in einer heimlichen Geste emotionaler Unabhängigkeit schützen, was sie hindert, die Liebe tief in ihr Innerstes einzulassen, und den Ausdruck ihrer ungezähmten Lust, Hingabe und Liebe hemmt.

Damit eine Frau intensive Orgasmen erlebt, muss sie nicht nur der eigenen Sexualität vertrauen – und das schließt den körperlichen und akustischen Ausdruck großer Lust und das düstere Chaos aufbrandender Gefühle ein. Sie muss sich auch auf die Integrität ihres Partners verlassen können und darauf, dass er ihre Lust und ihre Empfindungen anzunehmen weiß. Für gewöhnlich schränkt die Angst, sich zu öffnen, die weibliche Orgasmusfähigkeit stärker ein als alle rein körperlichen Blockaden. Die Entwicklung vom klitoralen zum G-Punkt-Orgasmus oder vaginalen Orgasmus ist für die meisten Frauen, die erleuchteten Sex praktizieren, ein wichtiger Schritt.

14.
Einfach göttlich: Muttermundorgasmen

Fast einen Monat lang hatte ich das Innere ihrer Vagina drei- oder viermal die Woche mit meinen Fingern massiert. Zuerst liebkoste ich Klitoris und G-Punkt und wagte mich nur gelegentlich tiefer. Aber nach ein paar Wochen konzentrierte ich mich allmählich auf den Bereich ihres Muttermundes.

»Autsch! Aufhören. Das tut weh«, rief sie, sobald ich in die Nähe ihres Gebärmutterhalses kam. Behutsam zog ich meine Finger zurück und massierte ihre Oberschenkel, bis sie erneut ihre Bereitschaft zum Weitermachen signalisierte: »In Ordnung, versuch's nochmal«, sagte sie, und ich führte meine Finger erneut in ihre Vagina ein. Ich achtete darauf, sie wirklich wahrzunehmen und meine Berührungen weder ihrem verletzlichen Körper noch ihrem Herzen aufzudrängen. Ich berührte sie zärtlich und langsam, bis sie nach mehr verlangte.

Im Laufe der Wochen entspannte sie sich, und ich fing an, das Gewebe rund um ihren Muttermund zu massieren. Nachdem ich sie geküsst, gestreichelt und geherzt hatte, drang ich vorsichtig mit den Fingern in sie ein und berührte sie tief innen mit meiner Liebe. Es war, als hätte sich der Groll vieler Jahre im Gewebe ihres Gebärmutterhalses festgesetzt – der Jahre mit schnellen, oberflächlichen Männern; mit Männern mit guten Absichten, aber ängstlichen Seelen. Als ich sie Woche um Woche weiter liebkoste, kamen die Erfahrungen unvollständigen Geliebtwerdens Stück für Stück an die Oberfläche. Sie schrie, hasste, wehrte ab und schob mich weg, als die Spannung ihrer frustrierten Toleranz allmählich nachließ, die sich in all den Jahren unerfüllten sexuellen Durchdrungenseins aufgebaut hatte.

Im Laufe der Zeit lernte ihr Muttermund, mir zu vertrauen. Er begrüßte meine Finger mit einem Kuss und senkte sich mit seligem Schmatzen in ihre Scheide. Ich massierte den Gebärmutterhals und auch den Muttermund selbst. Endlich durfte ich auch ihren Muttermund liebkosen. Ich drückte mehrmals schnell hintereinander auf den Knopf zu ihrer verborgenen Schatzkammer und wartete geduldig, dass die geheime Tür sich öffnete und ihre Reichtümer offenbarte.

Und das tat sie auch. Nach Wochen behutsamen Stressabbaus wollte sie mich tief in sich spüren, wollte, dass ich ihren Muttermund zur völligen Hingabe verführte. Ich drang zunächst mit dem Finger, dann mit dem Penis in sie ein, strich über ihre Schamlippen, ihre Klitoris und ihren G-Punkt und berührte immer wieder ihren Muttermund.

Schließlich flehten die Tiefen ihrer Vagina, ihr Muttermund, ihre Gebärmutter, ihr ganzer Unterleib um Vereinigung. Ihr Muttermund sehnte sich nach einer Begegnung, die er jahrelang gemieden hatte. Er war verschmäht worden und zurückgewichen, war abgestumpft und hatte sein sexuelles Reaktionsvermögen auf seine oberflächliche Verwandte, die Klitoris, übertragen. Doch nun durchströmte ihn eine Kraft, die stärker war als die Wunden der Seele und die Befürchtungen des Verstandes. Früher hatte sich meine Geliebte der Kraft ihrer Liebe nicht hingeben können, doch nun wurde sie von ihrem Muttermund gepackt, durch diesen einst so widerstrebenden Ring gesaugt und in das Wunder weiblicher Größe verwandelt, das ihre Seele staunen machte.

Mit Fingern und Penis verführte ich ihren Muttermund zu absoluter Intensität, und sie öffnete sich in einem Gottvertrauen jenseits ihrer üblichen Zweifel. Nach einer Stunde des Liebens, der spontanen, immer wieder neuen und beharrlichen Beschwörung, wurde sie durch die Sanduhr ihres Muttermundes gesaugt, in den lockenden Abgrund allen Seins geschleudert, und ihr Herz wurde jenseits der Oberfläche ihrer Stimmungen und Bedürfnisse neu gemacht.

Ihre Muttermundorgasmen offenbarten ihr das Fundament ihres Vertrauens: offene, allumfassende Liebe. Ohne Angst. Ohne Hindernisse. Ohne den Wunsch nach Versprechen und vergänglicher Sicherheit. Die Energie des Meeres ließ ihre Hüften kreisen. Der Sturm der Liebe verkündete donnernd ihr Verlangen. Für sie als Frau war nichts wichtiger als ihre Liebe. Sie hatte es schon immer gewusst. Jeder Mann, jeder Augenblick ihres Lebens hatten ihrer wahren Größe entweder Grenzen setzen oder sie verlocken wollen. Und nun, da sie ihr Innerstes schutzlos der vollkommenen Fülle preisgegeben hatte, hallten Lust und Überfluss durch alle Ebenen des Seins.

Lachen und Weinen, Laute der Verzückung und Geständnisse unausgesprochener Liebe erfüllten den Raum unserer Vereinigung. Ihr Muttermund senkte sich, um mal wie ein anmutiger, durstiger Vogel an der Spitze meines Penis zu saugen und sich dann wieder in ein großes, geflügeltes Raubtier zu verwandeln. Sie spürte, wenn ich mich nicht vollkommen gab oder nicht ganz ehrlich war. Ihre Hingabe forderte alles, und ihr Muttermundorgasmus ließ all meine kümmerlichen Gesten verblassen.

Unter ihren Tränen, einer ekstatischen, liebevollen Hingabe wurde der bloße Moment von der Weite jenseits alles Körperlichen verschlungen. Aufgegangen in der Liebe. Vergangen in wahnsinnigem Sex. Vergangen im Entzücken der Lust. Nackt zerflossen wir in den durchscheinenden Wellen des Geschenks ihres Orgasmus und erstrahlten in tiefster Liebe. Ihr Muttermund weitete sich, um das Verschwinden der Zeit in den Tiefen der Ewigkeit zu feiern.

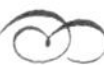

Viele Frauen hatten noch nie einen Muttermundorgasmus. Wer diese Erfahrung einmal gemacht hat, vergisst sie nie wieder. Frauen, denen diese außerordentliche sexuelle Offenbarung ein- oder zweimal zuteil wurde, bezeichnen sie oft als »religiöse Erfahrung«.

Andere Frauen haben regelmäßig Muttermundorgasmen und wissen, dass dies wunderschöne Erfahrungen der Freiheit und der tiefen Hingabe sind, halten sie aber für weiter nicht der Rede wert. Wenn man etwas Übung und einen Partner hat, dem man vertraut, lassen sie sich so oft wiederholen, wie man will. Wenn sich Frauen in tiefer Hingabe üben, vermögen viele von ihnen Herz und Körper der Liebe so vollständig zu öffnen, dass sie auch alleine und ohne Partner beim Tanzen, Singen oder Meditieren Muttermundorgasmen erleben.

Irgendwann lässt der Wunsch nach einzigartigen Orgasmen

nach. Sobald man eine bestimmte Erfahrung bewusst herbeiführen kann – ob kosmische Orgasmen, den Genuss von Eiscreme oder göttliche Visionen –, schwinden Verlangen und Gier. Man ist nicht mehr so versessen darauf, eine bestimmte Erfahrung zu machen. Vielleicht genießt man sie, vielleicht wird man ihrer überdrüssig, in beiden Fällen ist es nur eine weitere Erfahrung. Sie kann schön sein, aber sie wird Ihr Leben nicht komplett verändern. Erfahrungen kommen und gehen, aber solange sie nicht die richtige Lehre daraus ziehen, wird alles so bleiben, wie es ist.

Grundlegende Veränderungen treten dann ein, wenn Sie in eine neue Stufe der Liebe, der körperlichen Erfüllung oder der Beständigkeit in offenem Gewahrsein hineinwachsen. Es gibt keine Erfahrung, die ein solches Wachstum ermöglichen könnte, obgleich bestimmte Erfahrungen es Ihnen gestatten, einen Blick darauf zu erhaschen, kurz darin einzutauchen. Danach ist es an Ihnen, sich darin zu *üben*, Liebe zu sein, die Freude tief in Ihren Körper einzulassen, die strahlende, offene Hingabe der Liebe zu verschenken, immer und immer wieder, bis Sie Ihr natürliches, grenzenloses, tiefes Sein immer besser spüren und sich immer besser in dieses Sein hineinentspannen können.

Wenn der Mensch eine Erfahrung – zum Beispiel den Muttermundorgasmus, Essen oder meditative Verzückung – wie besessen immer wieder aufs Neue machen muss, erniedrigt ihn diese Besessenheit. Er ist so fixiert, so beschränkt und abhängig, dass die Liebe auf der Jagd nach dem Objekt seiner Begierde meist auf der Strecke bleibt. Deshalb ist es wichtig, beim Üben stets frei und offen zu bleiben, statt sich dem Ziel einer bestimmten Erfahrung gänzlich zu verschreiben. Ganz gleich, welche Erfahrung Sie machen: Sie können darin die große Weite erkennen, die es ihr gestattet zu sein. Sie sind diese Weite, dieses Gewahrsein, diese strahlende, bedingungslose Liebe. *Das Beste, was Sie aus einer Erfahrung mitnehmen können, sind tiefere Liebe und größeres Gewahrsein.*

Der Muttermundorgasmus ist da keine Ausnahme. Oft ist es eine der intensivsten körperlichen, emotionalen und manchmal sogar spirituellen Erfahrungen im Leben einer Frau, an der sie alle künftigen sexuellen Erfahrungen misst. Für sich betrachtet, zeigt er Ihnen lediglich eine Gelöstheit, die Ihr ganzes Leben durchdringen könnte. Der Muttermundorgasmus könnte Sie also daran erinnern, dass jeder Augenblick den Keim der Liebe, Fülle und Freiheit in sich trägt.

Sie werden sich auch nach einem Muttermundorgasmus noch an klitoralen Orgasmen erfreuen können, doch nun wissen Sie um eine Tiefe und Fülle, an die diese im Grunde nicht heranreichen. Selbst G-Punkt-Orgasmen oder vaginale Orgasmen können Sie nicht – so wie der Muttermundorgasmus – in Licht und grenzenloser Fülle vergehen lassen, die Ihnen das Herz zerreißt und in Verzückung versetzt.

Die Offenbarung eines Muttermundorgasmus führt oft zu einer völligen Neubewertung des Sexualaktes. Nun geht es beim Sex nicht mehr nur um sexuelle Lust oder gar emotionale Verbundenheit mit dem Partner. Erleuchteter Sex ist tiefe Hingabe, das Aufgehen in strahlendem Einssein. Das Liebesspiel ist nicht mehr Jagd nach Lust oder gar Intimität, sondern entspannte Praxis entzückter Gelöstheit – letztendlich ist es mühelose, strahlende und grenzenlose Liebe, eine Liebe, die Körper und Herz verwandelt. Eine solche Verwandlung erfahren beide Partner gleichermaßen, wenn sie bereit sind, dieses offene Licht tief in ihre schutzlosen Körper und Herzen einzulassen.

Für einen Muttermundorgasmus sind oft fünfundvierzig Minuten oder sogar eine Stunde sexueller Stimulation nötig. Man kann sich mit klitoralen Orgasmen und G-Punkt-Stimulation aufwärmen, doch der Großteil der Berührungen sollte tief in der Vagina im Bereich des Gebärmutterhalses erfolgen. Bei manchen Frauen ist diese Stelle entweder gänzlich gefühllos oder recht schmerzempfindlich. Oft sind Taubheit oder Schmerz die Folge von emotionaler Anspannung, sexueller Traumatisierung oder von Jahren schlechter Liebestechnik.

Zur Entspannung des Gebärmutterhalses sollten dieselben Techniken zum Einsatz kommen, die bereits zur Entspannung des G-Punktes empfohlen wurden. Massieren Sie den Bereich rund um den Gebärmutterhals und den Gebärmutterhals selbst vorsichtig mit den Fingerspitzen. Berühren Sie von Zeit zu Zeit auch den Muttermund.

Wenn Sie sich massieren lassen, sollten Sie Ihrem Partner ganz genau sagen, wie Sie berührt werden möchten. Mal sehnen Sie sich nach leichten, langsamen Berührungen. Mal verlangt es Sie nach festen Stößen. Und manchmal möchten Sie überhaupt nicht angefasst werden.

Bemühen Sie sich weiterzuatmen, auch wenn bei der Massage emotionale und körperliche Empfindungen in Ihnen aufsteigen. Wenn Ihr Partner Sie etwa am Gebärmutterhals berührt und Sie plötzlich sehr wütend werden, sollten Sie die Massage nicht abbrechen. Machen Sie stattdessen Ihrer Wut Luft – mit Worten, Gesten oder Schreien, oder indem Sie auf die Kissen einschlagen, wenn Sie das Bedürfnis danach haben. Aber hören Sie nicht auf, tief zu atmen und zu fühlen, solange die Massage weitergeht.

Der Atem ist der Schlüssel zur Öffnung blockierten Vaginalgewebes. Sie können die in Teil vier des Buches beschriebenen Atemübungen machen, während Ihre Vagina massiert und liebkost wird. Wenn Sie bei der Massage den Atem anhalten, können Sie Ihre Vagina weder von der darin gespeicherten Spannung befreien noch die tauben, leblosen Bereiche Ihres Körpers mit frischer Energie versorgen. Atmen Sie immer weiter – ziehen Sie den Atem beim Luftholen an der Vorderseite des Körpers nach unten, füllen Sie Bauch und Genitalien damit und lassen Sie ihn beim Ausatmen an der Wirbelsäule nach oben steigen, um den inneren Energiekreislauf zu schließen –, während Ihre Vagina massiert wird (und bei allen anderen sexuellen Begegnungen, wann immer es Ihnen angemessen scheint).

Ihre Atmung verändert sich ständig. Mal atmen sie langsam und tief, ein anderes Mal schnell und flach. Im Allgemeinen sollten Sie tief und entspannt, nicht angestrengt atmen. Lassen Sie zu, dass Ihr Bauch sich beim Atmen hebt und senkt. Entspannen Sie das Kiefergelenk. Achten Sie darauf, nicht in ein bestimmtes Atemmuster zu verfallen. Bemühen Sie sich stattdessen darum, Ihren Atem jeden Augenblick neu fließen zu lassen und Ihre Gefühle damit immer wieder neu zum Ausdruck zu bringen.

Am Ende wird sich Ihr Muttermund entspannen, er wird erregbar und kann Ihnen oft sogar einen Orgasmus bescheren. Beim Geschlechtsverkehr muss der Penis Ihres Partners im richtigen Winkel, in der richtigen Geschwindigkeit und Tiefe in Sie eindringen, um den Bereich des Gebärmutterhalses zu stimulieren. Da es keine Stellung gibt, die bei allen Menschen funktioniert, sollten Sie ausprobieren, was bei Ihnen am besten klappt. Wenn Ihr Muttermund durch Massagen entspannt wurde, haben tiefe, kräftige und leichte Stöße mit dem Penis (oder Dildo) über einen Zeitraum von fünfundvierzig Minuten bis zu einer Stunde oft einen Muttermundorgasmus zur Folge.

Doch mechanische Stimulation allein genügt nicht. Muttermundorgasmen sind noch stärker als G-Punkt-Orgasmen von einem Gefühl des Vertrauens abhängig. Muttermundorgasmen sind Ausdruck tiefster Hingabe. Vergehen Sie ganz und gar in der Liebe, vertrauen Sie ihr bedingungslos, lassen Sie die Liebe tief in Ihren Körper eindringen, schenken Sie sich Ihrem Partner rückhaltlos und – was noch wichtiger ist – verschenken Sie sich hemmungslos *als* Liebe. Wenn sich Ihr Körper in grenzenlosem Vertrauen öffnet, fließt die Kraft der Liebe ungehindert durch Sie hindurch. Ihre emotionale Hingabe öffnet Ihren Körper und Ihre Seele der gewaltigen Kraft der Liebe und des Lebens, die durch Sie hindurchströmt, Sie erfüllt und in orgastischer Fülle überfließt.

Es ist normal, wenn Sie während und nach einem Muttermundorgasmus Tränen vergießen, obwohl Sie eigentlich nicht weinen müssen. Ist es Freude? Ist es Liebe? Die Offenheit fegt durch Sie hindurch, reißt alle Gedanken mit sich und lässt nur einen tiefen Quell immer größerer Fülle zurück. Das Gefühl, ein getrenntes Selbst zu sein, ertrinkt in einem unbeschreiblich strahlenden Einssein, einer strahlenden Offenheit andächtiger Hingabe, als seien Sie selbst nur unendliche Liebe, die sich nach außen hin öffnet, um alles zu umfangen. Ihr Körper dehnt sich aus, um den Kosmos in sich aufzunehmen und sich davon erfüllen zu lassen.

Eine solche Erfahrung kann noch tagelang nachhallen. Durch Ihren Körper fließt eine köstliche, gewaltige Lebenskraft. Ihr Herz strahlt vor Gelöstheit, Empfindsamkeit und Lebendigkeit. Alle Gefühle des Mangels und der Leere in Ihrem Leben werden vom Wissen um die Liebe, der intuitiven Gewissheit der Liebe, der Entspannung jeder einzelnen Pore im Licht der Liebe aufgefüllt.

Das macht den Muttermundorgasmus zu einer Lektion in wahrer Hingabe. Muttermundorgasmen sind eine körperliche Mahnung an die Tiefe Ihrer natürlichen Offenheit, wenn Sie sich nur der Liebe erinnern, Ihr Gewahrsein verbessern, den Körper entspannen, sich selbst vollkommen hingeben und die vorhandene Lebenskraft mit jedem Atemzug tief in sich aufnehmen würden – bis in die Zehenspitzen.

Es braucht Übung, um sich diese Offenheit auch im Auf und Ab des Alltags zu bewahren. Wie leicht ist es, sich angesichts von Schwierigkeiten, eines hektischen Terminplans und liebloser Beziehungen in der Arbeit oder zu Hause zu verschließen. Muttermundorgasmen sind ein lautes *Ja!* im Chor der Neins des Lebens. Sie können Sie daran erinnern, dass es im Leben darum geht, grenzenlose Liebe zu geben und zu empfangen. Sie müssen sich dieser Offenheit erinnern, sie atmen und sich darin üben, alles andere verursacht Betäubung und Schmerz – der Vagina, des Herzens und der Seele.

15. Entscheiden Sie selbst über Ihre Orgasmen

Sie kam, während sie rittlings auf mir saß. Ihr feucht schimmernder Körper hob und senkte sich. Ich spürte, wie die Wellen der Liebe in mir widerhallten, wie sie mein maskulines Stürmen und Drängen besänftigten und mich in die Weite der Liebe hineinstießen. Dann legte sie sich flach auf mich. Sie kam und kam, ihre Brüste und ihr Bauch eine zarte Membran der Vereinigung.

Ich konnte nicht glauben, wie schön sie war. Ihre Schönheit lag nicht so sehr in den Augen, den Lippen oder den Linien ihres Körpers, sondern vielmehr im Geschenk ihres Orgasmus. Ihre Lust war so durchlässig, ihre Liebe so tief, ihr Vertrauen so anmutig, dass ich überwältigt war. Was blieb mir anderes übrig, als mich ehrfürchtig zu geben – Bauch an Bauch und Schenkel an Schenkel?

Die Kraft ihrer Liebe machte meinen Körper zugänglich. Ich spürte, dass Ihre ganze weibliche Pracht den sinnlosen Trott meiner Alltagsmühen aufhob. Ich verschwand in ihr, wurde von ihrer großen Liebe verschlungen, um mich daraufhin als das wiederzufinden, was ich wirklich war – reglose, bedürfnislose Liebe, die ihr ganzes Sein durchdrang, während sich ihre Hingabe weiter vertiefte. Nachdem ich ihr Herz scheinbar endlos durchdrungen hatte, setzte ihr Orgasmus schließlich alles frei. Und wieder wurde das, was von mir übrig war, von der Schönheit ihrer furchtlosen Offenheit und ihrer bedingungslosen Liebe angezogen, in sie hinein- und durch sie hindurchgesogen.

Ihr Orgasmus war eine Blume, die mich duftend heranlockte, bis ich in den Schauern und zarten Blütenblättern verging und in der Liebe ruhte, die unser wahres Wesen ist.

Ein anderes Mal kam sie, aber sie wirkte vollkommen verschlossen. Ihr Atem ging schwer, ihr Kiefer war verkrampft, ihre Stirn in Falten gelegt. Gierig rieb sie ihre Klitoris an mir, wie ein Bär, der sich an der Rinde eines Baumes kratzt. Anschließend hörte sie einfach auf. Sie war fertig, und sie war müde. Keine Tiefe hatte sich offenbart, keine Freiheit entfaltet. Die Reibung hatte ihre Anspannung gelöst, und nun war es vorbei. Ihr Herz war so allein wie zuvor. Da schmerzte es, voneinander getrennt zu sein.

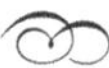

Manchmal erfüllt der Orgasmus der Frau sie selbst und ihren Geliebten mit Energie. Ein anderes Mal kann er sie jedoch schwächen und erschöpfen, wie das bei der Ejakulation des Mannes oft der Fall ist.

Mit etwas Übung könnte eine Frau lernen, schon im Vorfeld zu unterscheiden, ob ein Orgasmus ihr mehr Energie schenken und sie seelisch empfänglicher machen oder sie schwächen und verschließen wird. Wenn sie einen schwächenden Orgasmus nahen fühlt, könnte sie seine Energie mit Hilfe des Atems in ihrem Körper leiten, die segensreiche Fülle an der Wirbelsäule entlang nach oben und an der Vorderseite nach unten strömen lassen. Auf diese Weise könnte sie den schwächenden Orgasmus umgehen, der ihr sonst Kraft rauben würde.

Natürlich kann sie Orgasmen, die die Energie mehren und die Liebe öffnen, so oft genießen, wie sie möchte. Bei den verjüngenden Orgasmen kann es sich um klitorale Orgasmen, vaginale Orgasmen, Muttermundorgasmen – oder eine Mischung daraus – handeln. Diese Orgasmen der Fülle sind stets ein großes Geschenk an die Frau und ihren Geliebten. Sie tauchen das Paar in ein heiliges Meer himmlischer Erfrischung und erwecken sie anschließend in der Gestalt müheloser, weiter und ursprünglicher Liebe.

16. Lassen Sie orgastische Vielfalt zu

Sie stand in der Küche und spülte Geschirr. Ich trat hinter sie und nahm sie in den Arm. Sie kam.

Sie saß rittlings auf mir. Fast eine Stunde lang wetzte und rieb sie sich an mir und laugte mich aus. Aber sie kam nicht.

Sie war gerade erst aus dem Schlaf erwacht, als ich zärtlich in sie eindrang. Nur Augenblicke später hatte sie mehrere kurze, schnelle Orgasmen. Wir liebten uns weiter, und zwanzig Minuten später ertönte das tiefe Gurgeln keuchender Liebe, und sie kam wie große Luftblasen, die aus der Tiefe eines Sees aufsteigen.

Ich gab ihr einen festen Klaps auf den Po, liebkoste ihn eine Weile, ließ drei weitere Schläge folgen, und sie kam.

Ich saugte zehn Minuten lang an ihren Brüsten, und sie kam.

Ich hatte den Abend perfekt geplant. Kerzen. Ein Bad. Eine lange Massage. Ich überzog ihren Körper mit Küssen – küsste mich von oben nach unten und wieder nach oben. Genau so, wie sie es mag.

Ich drang vorsichtig in sie ein, dann steigerte ich die Intensität unseres Liebesspiels allmählich. Ich rechnete damit, dass sie sich vor Orgasmen kaum retten können würde, aber sie schlief einfach ein.

Wir liebten uns. Sie rührte sich nicht, kein Laut war zu hören. Plötzlich fing sie an zu weinen. Ich fragte sie nach dem Grund. Sie sagte, sie wisse nicht, weshalb sie weinte, aber sie hätte gerade den intensivsten Orgasmus ihres Lebens gehabt. Ich hatte es nicht gemerkt.

Wir küssten uns vollkommen bekleidet. Sie erschauerte und kam.

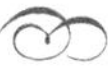

Bei manchen Frauen kann schon ein Kuss einen Muttermundorgasmus auslösen, und manchmal ist nicht einmal Körperkontakt nötig. Andere Frauen erleben nur klitorale Orgasmen, ganz gleich, welche Stellungen sie ausprobieren und wie erfahren und liebevoll ihre Partner sein mögen. Wieder andere Frauen erleben vielleicht ihr ganzes Leben lang nichts, was sie als Orgasmus bezeichnen würden, und sind doch sexuell erfüllter als manch andere, die Dutzende von Orgasmen haben. Viele Frauen müssen über einen längeren Zeitraum hinweg mit zunehmender Intensität stimuliert werden, während andere kaum Stimulation brauchen. Es gibt Frauen, bei denen schon die Absicht zum Orgasmus führt.

Frauen unterscheiden sich sehr stark in ihrer Orgasmusfähigkeit: Jede Frau ist anders, und sogar dieselbe Frau reagiert immer wieder unterschiedlich. Es gibt keine orgastische Reaktion, die man als »gesund« bezeichnen könnte. Eine Frau kann multiple Orgasmen oder gar keine Orgasmen haben. Wenn sie in der Lage ist, sich zu entspannen und der tiefsten Weisheit ihres Herzen zu vertrauen, während sie sich in strahlender, natürlicher Offenheit hingibt, vergeht sie von den Zehen bis zur Nasenspitze in Liebe. Ein Orgasmus ist nicht nötig und auch nicht immer wünschenswert. Für manche Menschen ist er jedoch Anlass zu großer Besorgnis.

Manche Frauen sind körperlich und emotional völlig offen, voller Liebe und dennoch einfach nicht der orgastische Typ. Sie genießen Sex sehr und fühlen sich auch ohne Orgasmus tief erfüllt.

Eine andere Frau mag durchaus in der Lage sein, intensive Orgasmen zu erleben, und wünscht es sich auch. Trotzdem kann es vorkommen, dass ihre emotionalen Ängste gerade das verhindern. Weil ihr natürlicher Energiefluss blockiert ist, fühlt sie sich frustriert und leer, so als ob ihrem Liebesleben etwas fehle.

Es gibt viele Gründe, weshalb eine eigentlich orgasmusfähige Frau keine Orgasmen hat. Vielleicht ist sie nach einem harten Arbeitstag erschöpft. Vielleicht ist sie krank, hat eine Infektion oder Verletzung, so dass ihre Energie nur schlecht in Fluss gerät.

Sehr oft werden Orgasmen blockiert, weil die Frau sich emotional gegen die Hingabe wehrt. Wenn eine Frau ihrem Partner nicht vertraut, lässt sie sich nicht völlig gehen. Was macht einen Mann (oder den maskulinen Partner) in sexueller Hinsicht vertrauenswürdig? Stärke und Offenheit in Bewusstsein und Gefühl. Die Fähigkeit, ganz und gar präsent, achtsam, liebevoll, leidenschaftlich, empfindsam, wild, spielerisch und spontan zu bleiben, während er im Liebesspiel gleichzeitig immer wieder Neuland betritt und das Paar zu immer tieferer Vereinigung führt.

Wenn sich ein Mann in seinen Empfindungen verliert, kann die Frau ihm nicht vertrauen. Wenn ein Mann ohne Rücksicht auf Verluste auf seine Ejakulation zuwalzt, kann die Frau ihm nicht vertrauen. Wenn ein Mann Angst hat, sexuell die Führung zu übernehmen, oder wenn er führt, ohne sich immer auch ihrer Bedürfnisse bewusst zu sein, kann die Frau ihm nicht vertrauen. Sie wird sich nicht völlig gehen lassen und nicht zulassen, dass die Energie ungehemmt durch ihre Muskeln und Sehnen fegt und sie unendlich öffnet.

Andererseits kann ein Mann außerordentlich vertrauenswürdig sein und seine Partnerin trotzdem Angst haben, sich zu öffnen. Möglicherweise baut sie automatisch eine Abwehr gegen maskuline sexuelle Energie auf, weil sie als Kind von männlicher Energie – sexuell oder emotional – missbraucht wurde. Vielleicht vom Vater, Bruder oder einem Bekannten.

Es ist auch möglich, dass sie ihre Mutter als schwach, manipulativ oder unglücklich und nicht gerade als ideales Beispiel femininer Stärke empfunden hat. Das kann dazu führen, dass die Frau als Erwachsene ihrer eigenen tiefen femininen Kraft, der ozeanischen Weite der Liebe, ihrer ungezähmten Leidenschaft und Wildheit misstraut oder sie gar ablehnt. Dann zieht sie es vielleicht vor, sich an Stärke, Kontrolle und Selbstschutz im maskulinen Stil zu klammern.

Wenn ihr das Vertrauen in die väterliche oder die mütterliche Energie fehlt, bleibt sie unter Umständen emotional unzugänglich und weiter darauf bedacht, sich zu schützen. Ängstlich hemmt sie die Fähigkeit, maskuline Liebe tief in sich und ihr Herz einzulassen, oder sie misstraut der Kraft ihrer femininen Weisheit und Energie. So oder so wird sie ihre natürliche orgastische Fülle schmälern.

Aktives Empfangen ist ein unerlässlicher Bestandteil der Sexualität, der aber häufig abgelehnt wird. Der maskuline Partner muss lernen, sich zu öffnen und die – dunkle wie helle, wilde wie nährende – Energie des femininen Partners zu empfangen. Analog dazu muss sich der feminine Partner bewusst dafür entscheiden, sich aktiv zu öffnen, um sich tief von der maskulinen Liebe durchdringen zu lassen und sie in die tiefsten Tiefen ihres Herzens und ihres Körpers einzulassen, wenn sie in der Fülle der Liebe aufgehen und vergehen möchte.

Wenn der feminine Partner sein Herz unbewusst davor schützt, die tiefe, durchdringende maskuline Liebe zu empfangen, wird er sich nicht entspannen können. Nahezu unmerklich wird die Frau immer etwas Abstand zur Liebe ihres Partners und der Offenheit selbst halten. Dieser emotionale Rückzug, diese Angst vor der Hingabe verhindert intensivere Orgasmen. Manchmal wird der Orgasmus dadurch sogar ganz unterbunden. In jedem Fall verhindert ein solches Verhalten die sexuelle Erfüllung des Herzens, ob die Frau einen Orgasmus hat oder nicht.

Damit die sexuelle Lust Sie völlig durchströmen kann, müssen Sie zulassen, dass Sie von unerträglicher Lust überwältigt werden, und zuerst der Lust selbst vertrauen. Das heißt, Sie müssen sowohl den maskulinen als auch den femininen Aspekt der Sexualität annehmen.

Die Angst vor Kontrollverlust, die Angst vor der Offenheit, die Angst vor maskuliner Penetration, die Angst vor femininer Unendlichkeit – diese und weitere Ängste können die Fülle Ihrer orgastischen Reaktion auf die Liebe schmälern. Damit Sie sich vollkommen in Ihre angeborene Orgasmusfähigkeit hinein entspannen können, sollten Sie eventuelle körperliche, atmungsbedingte und emotionale Blockaden beseitigen. Erst dann werden Sie sich gänzlich hingeben und im natürlichen Fluss Ihrer Energie und Offenheit aufgehen können.

Der Weg des überlegenen Liebhabers ist es zu lieben. Erleuchteter Sex bedient sich kreativer und wirkungsvoller Atem-, Hingabe- und Energietechniken, um Liebesblockaden zu beseitigen. Dann können Sie sich immer mehr in die natürliche Offenheit und Liebe hinein entspannen. Schließlich werden Sie – vielleicht in einem Augenblick des Übens – spontan als offene Liebe leben, als Liebe atmen und Liebe selbst sein. Angesichts der wahren Größe der Liebe spielt es dann kaum noch eine Rolle, ob Sie einen Orgasmus haben oder nicht.

TEIL DREI
Variationen

Ich erinnere mich an eine Gelegenheit, als mir eine Frau zeigte, welch unterschiedliche Möglichkeiten es gibt, die sexuelle Energie anzuregen.

Ich war etwa sechzehn Jahre alt und saß mit meiner Freundin im Kombi meiner Mutter. Ich hatte sie von der Schule abgeholt, und wir waren an den Strand gefahren. Wir saßen im Wagen und sahen aufs Meer hinaus. Ein paar Mal streiften sich unsere Arme zufällig. Die Stille war nicht auszuhalten. In den letzten Monaten hatten wir ein paar Mal miteinander geschlafen und öfters geknutscht, doch nun hatten wir uns seit Wochen nicht gesehen. Endlich waren wir allein in einem Auto.

Nach reiflicher Überlegung nahm ich ihre Hand. Ich konnte ihren Atem hören. Eigentlich war es ein Seufzer. Ich fühlte mich besser. Ja. Es war richtig, ihre Hand zu halten. Nur hatte ich keine Ahnung, was ich als Nächstes tun sollte.

Sie muss meinen Eifer und meine Ratlosigkeit gespürt haben, als sie fragte: »Kann ich dir etwas zeigen, was mir wirklich gefällt?«

»Klar«, sagte ich erleichtert. Vielleicht würde ich nun erfahren, was ich mit ihr anfangen sollte.

Sie lehnte sich in den Sitz zurück, als bereite sie sich auf ein ganz besonderes Vergnügen vor. Womöglich würde sie mir gleich jene mysteriöse Streicheltechnik enthüllen, von der die Mädchen voll Sehnsucht sprachen, wenn sie in der Schule auf der Toilette rauchten.

Ich saß noch immer auf dem Fahrersitz und hielt ihre Hand. Sie sah mir in die Augen und hob eine Braue, als wollte sie sagen: »Bist du bereit?«

Sie hob die rechte Hand, bis sie über der Innenseite ihres linken Handgelenks schwebte. Dann fing sie an, ganz langsam und zärtlich über die Innenseite ihres Unterarms zu streichen. Ihre Fingerspitzen berührten die Haut kaum. Ganz, ganz langsam strich sie von der Innenseite des Handgelenks bis zur Ellenbogenbeuge hinauf und wieder hinunter, auf und ab.

Ihre Lider schlossen sich. Sie fing an, die Hüften zu rollen. Ich fühlte mich überflüssig. Offensichtlich bereiteten ihr die eigenen Berührungen mehr Lust, als ihr all meine Mannestaten auf ihr, unter ihr oder hinter ihr je hatten entlocken können.

Sie nahm meine freie Hand und legte sie auf ihren Unterarm. Langsam strich sie mit meinen Fingerspitzen über die weiche Innenseite ihres Armes. Auf und ab, auf und ab. Ihre seidenweiche Haut berührte ich kaum. Als ich es kapiert hatte, ließ sie meine Hand los. Jetzt war ich auf mich alleine gestellt. Ich streichelte weiter ihren Arm. Es sah aus, als wolle sie noch tiefer in den Beifahrersitz sinken. Sie leckte die Lippen, rollte die Hüften und stöhnte tief aus dem Bauch.

Auf der einen Seite war ich enorm erleichtert. Das war einfach. Das war machbar. Wenn nicht mehr nötig war, um sie vor Lust wahnsinnig zu machen, war die Zeit der Verwirrung vorbei.

Gleichzeitig war ich so durcheinander wie noch nie. Wie zum Kuckuck hätte ich darauf kommen sollen, dass ich die Innenseite ihrer Unterarme streicheln musste, um sie heiß zu machen? Was, wenn sie mir ihr Geheimnis nicht verraten hätte? Welche anderen Geheimnisse verschwieg sie mir?

Nachdem ich ihren Arm etwa fünf Minuten lang gestreichelt hatte, hielt sie es nicht mehr aus. Sie zog mein Gesicht zu sich heran und drückte mir einen Kuss, einen sehr feuchten, auf den Mund. Ja, wie das Küssen ging, das wusste ich. Ich nahm sie in den Arm und erwiderte ihre feuchten Küsse, rieb meine Zunge an ihrer. Sie befreite sich aus meiner Umarmung und zog sich in den Sitz zurück. Ich war mir nicht ganz sicher, aber sie schien enttäuscht. Was hatte ich falsch gemacht?

Ich ließ den Augenblick noch einmal Revue passieren. Was hatte ich getan, dass ihr die Lust vergangen war? Und dieses eine Mal musste sie gar nichts sagen. Ich kam von ganz alleine drauf: Ich hatte mich in der Leidenschaft unserer Küsse verloren und aufgehört, ihren Arm zu streicheln.

Sofort versuchte ich, meinen Fehler wiedergutzumachen. Schnell fing ich an, die Innenseite ihres Unterarms mit meinen Fingerspitzen zu liebkosen. Genauso, wie sie es mir gezeigt hatte. Doch es war vorbei. Es funktionierte nicht. Zwischen uns war nur Leere.

Ich streichelte ihren Arm, wie sie es mir beigebracht hatte, aber sie blieb eiskalt. Wer wollte ihr das verübeln? Meine Berührungen waren mechanisch, ohne Gefühl oder Raffinesse. Aber noch schlimmer war, dass ich es ihr recht machen wollte, dass ich hoffte, es richtig zu machen. Ich war ein braver kleiner

Junge, der auf Lob von Mutti hoffte. Ich dachte, ich würde meiner Freundin geben, was sie wollte. Doch das, was sie wollte, war genau das, was ich ihr vorenthielt.

Ich kam nur langsam dahinter, was sie in sexueller Hinsicht von mir wollte. Ein paar Wochen später knutschten und rollten wir ziemlich lange auf dem Bett herum. Irgendwann forderte sie fiebrig und keuchend, mit feuchten Lippen und Schlafzimmerblick: »Sag mir, was ich tun soll.«

»Mach einfach, was du willst«, erwiderte ich.

»Ich tue alles. Alles!«, sagte sie hungrig, mit sengendem Atem.

»Na ja, ich will, dass du tust, was *du* willst«, sagte ich.

»Alles. Ich mache alles. Ich möchte dich glücklich machen«, flehte sie. Sie leckte meinen ganzen Körper, rieb sich an mir, wartete darauf, dass ich ihr sagte, was ich wollte.

»Sei einfach du selbst. Das mag ich am liebsten«, antwortete ich. Ich war mir sicher, dass sie meine Akzeptanz zu schätzen wissen würde.

Stattdessen rollte sie vom Bett, stapfte ins Badezimmer und knallte die Tür hinter sich zu.

Sowohl im Wagen als auch im Bett hatte sie spüren wollen, dass ich sie »erkannte«, dass ich sie zu neuer Offenheit und Lust führen würde. Sie hatte mir die Führung überlassen wollen, um das Kommando abgeben und sich ganz und gar der Lust der Liebe hingeben zu können. Aber im Wagen hatte ich mich im Sog ihres Kusses verloren, und sie hatte sich meiner Aufmerksamkeit, meines Einfühlungsvermögens und Verhaltens nicht mehr sicher sein können. Und als sie im Bett auf meinen »Befehl« gewartet hatte, hatte ich ihr die Wahl überlassen, von ihr selbst die Entscheidung verlangt, was sie wollte. Doch eben das hatte sie *nicht* gewollt.

Als Kind hatte man mich dazu erzogen, Jungen und Mädchen, Männer und Frauen gleich zu behandeln. Für mich bedeutete das, auch gleich mit ihnen umzugehen. Ich hatte einfach keine Ahnung, dass Gleichheit in intimen Beziehungen nicht sexy ist. Es dauerte eine Weile, ehe ich lernte, dass der Magnetismus der sexuellen Polarität auf dem Spiel der Anziehung zwischen maskulinen und femininen Kräften basiert, die zwar gleich stark, aber auch sehr *unterschiedlich* sind. Sex ist das Spiel mit den Unterschieden, ihrem Drängen und Ziehen, ihrer Deutung, Verbindung und lustvollen Vereinigung. Ein undefinierbarer Brei neutralisierter Gleichheit war keine Grundlage fürs Liebesspiel.

Das Männliche in jedem Menschen hat den Überblick, erinnert sich an sein eigentliches Ziel und ist so in der Lage zu sagen, wohin die Reise gehen soll. Das Weibliche im Menschen ist die Lebenskraft selbst, die Körper, Erde, Meer und Wind durchströmt. Sie zeigt sich in sinnlichem Fließen, ist die energetische Kraft der Natur und der Lebensfülle.

Meine Freundin hatte sich in ihre Weiblichkeit hinein entspannen, sich der Liebe hingeben wollen. Sie hatte spüren wollen, wie das wilde Licht der Liebe durch ihren Körper tanzte und ihn weit öffnete. Hatte den köstlichen Energiefluss zwischen unseren Herzen spüren wollen. Von Zeit zu Zeit hatte sie genug von ihrer männlichen Seite, genug davon, mir Anweisungen geben zu müssen. Manchmal wollte sie, dass ich das Ruder in die Hand nahm, damit sie frei fließen konnte wie der Wind und die Wellen, sich dem Auf und Ab sinnlicher Lust hingeben konnte und sich keine Gedanken darüber machen musste, welche Anweisung sie mir nun wieder erteilen sollte.

Manchmal wollte sie überwältigt werden, wollte loslassen und darauf vertrauen, dass ich uns über unsere Grenzen hinaus in ein Entzücken der Liebe führte, das alles überstieg, was sie je von mir fordern könnte. Manchmal kam ihre weibliche Kraft am vollkommensten zum Ausdruck, wenn ich die Führung übernahm und ihr damit die Freiheit gab, mit jeder Pore vollkommene Liebe auszustrahlen, ohne ihr Licht dämpfen zu müssen, weil ich nicht präsent genug war, um uns tiefer in die sexuelle Liebe hineinzuführen.

Alle Technik ist nichts ohne das Spiel der Kräfte zwischen vertrauenswürdigem maskulinem Bewusstsein und ungezähmter femininer Energie. Es spielt keine Rolle, ob ein Paar homo- oder heterosexuell ist– wenn die beiden Partner nicht bereit sind, mit den *Unterschieden* zwischen dem Maskulinen und dem Femininen zu spielen, gehen sexuelle Polarität und Anziehung verloren, selbst wenn die beiden einander lieben.

Eine erleuchtete Sexualität vergrößert die Unterschiede und den Abstand und damit auch die Anziehung zwischen diesen beiden Kräften, damit sie in seliger gegenseitiger Durchdringung ineinander greifen können – damit sich die »Vereinigung« in ewiger Einheit selbst erkennt.

Beide Partner können sowohl in homo- als auch in heterosexuellen Beziehungen beide Pole verkörpern. Von Zeit zu Zeit genießt es eine Frau, die maskuline Rolle zu spielen, oder gefällt sich ein Mann in der femininen Rolle. Die Partner können sogar alle paar Minuten zwischen den Polen wechseln. Doch wenn es keine Unterschiede zwischen maskulin und feminin und damit keine Anziehung zwischen den Partnern gibt, hebt sich die sexuelle Polarität irgendwann auf, und die verschiedenen Praktiken, die stimulieren und Lust bereiten sollen, werden zu Wohlfühlmassagen unter Freunden. Manchen Menschen genügt das.

Für die meisten Männer und Frauen ist eine gelegentliche neutrale sexuelle Begegnung in Ordnung, aber kein Ersatz für die ausgeprägte sexuelle Polarität der Liebe. Die meisten Menschen wollen sexuell erregt und überwältigt werden, wollen mit dem Ausruf »o Gott!« in gleißendem Entzücken vergehen, dessen Licht sich aus der Quelle des Liebesspiels zwischen ungezähmten maskulinen und femininen Kräften speist.

Derjenige in der maskulinen Rolle bemüht sich darum, das Geschenk vertrauenswürdiger, alles durchdringender Gegenwart darzubringen, damit sein Partner oder seine Partnerin sich von der zielgerichteten Liebeskraft des Bewusstseins tief durchdrungen, feinfühlig erkannt und selig überwältigt fühlt. Der feminine Partner bemüht sich darum, ungezähmte Lust und hingebungsvolles Sehnen des Herzens zu verschenken, damit sein Partner oder seine Partnerin aus dem eigenen, getrennten Selbst gerissen und unwiderstehlich vom strahlenden Entzücken wahrer Liebe angezogen wird.

Wankt der maskuline Partner in seiner Präsenz, verliert der feminine Partner das Vertrauen, baut einen emotionalen Schutz auf und muss so auf die Wonne verzichten, Körper und Herz ganz und gar zu öffnen und als Geschenk femininer Liebe darzubringen.

Wenn das Strahlen des femininen Partners nachlässt – so dass Körper und Herz sich verschließen, die Wellen der Lust abebben und der Gefühlsausdruck verhalten wirkt –, bleibt der maskuline Partner in Herz und Schwanz stecken. Er ist der vollen, vom Herzen kommenden sinnlichen Energie beraubt und kann der selbstbeherrschten Distanz oder egoistischen Stimulation nicht entrissen werden.

Es ist hilfreich, wenn man über eine große Bandbreite an Stimulationstechniken verfügt, denn dadurch erhöht man die Möglichkeiten, seine eigenen maskulinen und femininen Kräfte in einer intimen Begegnung auszuspielen. Bemühen Sie sich, Ihrem Partner die volle Aufmerksamkeit zu schenken, in Liebe mit ihm verbunden zu sein und die Lust ungehindert durch den *ganzen* Körper sowie den Körper Ihres Partners fließen zu lassen, während Sie die sexuelle Energie anfachen. Erlernen Sie die Techniken, die geeignet sind, die Energie zu erhöhen und das Geschenk der Liebe in einer Beziehung zu öffnen, wie neu Ihnen eine Methode auch sein mag.

Tun Sie nichts, nur um sich die Anerkennung Ihres Partners zu verdienen. Tun Sie es, um Ihre Körper in Liebe zu öffnen. Üben Sie sich während der Stimulation Ihrer sexuellen Energie darin, die Schutzwälle um Ihr Herz langsam, aber beharrlich abzubauen – besonders wenn Sie merken, dass Sie sich verschließen. Lernen Sie, die Kraft maskuliner Präsenz und die Kraft femininen Erstrahlens im erotischen Spiel zu genießen. Und paaren Sie alle Übungen, die Sie erlernen, mit Mitgefühl, Einfühlungsvermögen, Kreativität und Spontaneität.

17. Wie Sie die sexuellen Energiebahnen stimulieren

Die Geschlechtsorgane werden zwar oft als »Sexualorgane« bezeichnet, doch für erleuchteten Sex brauchen wir den ganzen Körper. Die Geschlechtsorgane sind die Wurzeln unserer Sexualität, doch diese wächst an der Wirbelsäule nach oben und erblüht in den ganzen Körper – in Bauch, Herz und Kopf – hinein. Viele Menschen haben sich angewöhnt, intensives Lustempfinden auf die Geschlechtsorgane zu beschränken. Orgasmen mit Ejakulation sowie klitorale Orgasmen sind die Folge. Der restliche Körper – und die Erlebnistiefe von Ganzkörperorgasmen – wird ausgeblendet.

Der überlegene Liebhaber weiß, wie er die sexuellen Energiebahnen im ganzen Körper stimulieren muss. Diese Bahnen unterscheiden sich ein wenig von Mensch zu Mensch, und auch die Bedürfnisse des Einzelnen verändern sich mit der Zeit. Am einfachsten findet man die sexuellen Energiebahnen durch Ausprobieren. Wenn Sie an den Ohrläppchen Ihres Liebhabers knabbern: Was geht dann im Rest des Körpers vor? Welcher Körperteil Ihrer Geliebten wird durch Energie erfasst und gerät in Bewegung, wenn Sie sie an den Haaren ziehen oder am Hals küssen? Was passiert, wenn die Partnerin die Beine anzieht und Sie ihre Füße in die Hand nehmen, während Sie sich lieben? Achten Sie darauf, dass Sie nicht in ein starres Muster verfallen und dieselben Energiebahnen im Körper des Liebespartners auf immer gleiche Weise stimulieren, nur weil das offenbar schon einmal geklappt hat.

Schenken Sie Ohren, Lippen, Hals, Brustwarzen, Bauch, Anus, Perineum, Händen, Füßen und der Wirbelsäule besondere Aufmerksamkeit. Berühren Sie Ihren Partner rau und zärtlich, kneifen Sie ihn fest und leicht, experimentieren Sie mit feuchter und trockener Reibung, kitzeln und kratzen Sie, arbeiten Sie mit festem Druck und überraschenden Schlägen, um seine Energie zum Fließen zu bringen und zu leiten. Fachen Sie die Energie Ihres Partners mit Kreativität und Können zu einem Feuer an, so dass er oder sie ihr Herz in grenzenloser Hingabe öffnet, seine Liebe preisgibt und in hellem Glanz erstrahlt. Das ist erleuchteter Sex. Die Stimulation der Geschlechtsorgane mag die sexuelle Energie in Schwung bringen, doch wenn Sie nicht kompetent dafür sorgen, dass sie im ganzen Körper zirkuliert, wird sie einfach bloß ansteigen, bis sie sich im beschränkten Umfang ruckartiger Entladungen erschöpft.

18.
Beißen, schlagen und kneifen Sie, um stockende Energie in Schwung zu bringen

Beim Sex kann sich der körperliche Energiefluss verlangsamen, ins Stocken geraten oder stagnieren. Beißen, Schlagen und Kneifen kann die Nervenenergie anregen und einen teilnahmslosen oder trägen Körper in lebendigere Ekstase versetzen. Zuweilen kann ein wenig Schmerz, wenn er gekonnt und liebevoll eingesetzt wird, die Lust erheblich steigern. Bedienen Sie sich dieser Möglichkeiten ohne Scheu, mit Liebe und großem Einfühlungsvermögen. Diese Techniken sind schlicht und einfach Aspekte eines kreativen Liebesspiels und sollten von Männern wie Frauen gleichermaßen eingesetzt werden.

Üben Sie anfangs nur eine einzige Technik mit Ihrem Partner. Zum Beispiel das Beißen. Beißen oder knabbern Sie vorsichtig am Hals Ihres Partners oder wo Sie möchten, während Sie sich lieben. Bitten Sie ihn anschließend um Rückmeldung. Hätte Ihr Partner gerne, dass Sie fester zubeißen oder zarter knabbern? Will er mehr von Ihren Zähnen oder Ihren Lippen spüren? Finden Sie heraus, wie, wann und wo Sie ihn beißen sollen. Wenn Sie eine bestimmte Reaktion erzielen möchten, können Sie nicht einfach wahllos an ihm herumkauen. Sie müssen die Kraft des Partners genau erspüren, und wenn Sie den Eindruck haben, dass sie einen Anstoß vertragen könnte, beißen Sie ihn genau zum richtigen Zeitpunkt auf die richtige Weise an der richtigen Stelle.

Anschließend sollte Ihr Partner üben, Sie zu beißen. Lassen Sie ihn unbedingt wissen, welche Wirkung seine Bisse auf Sie haben. Zu Beginn ist es am besten, wenn man diese Dinge in Worte fasst. Doch wenn man die Signale des anderen kennt, reicht manchmal schon ein lustvolles Stöhnen oder ein scharfes Keuchen: »Au!« Achten Sie unbedingt darauf, dass es sich bei dem Schmerz um »guten« Schmerz handelt, das heißt, dass er den Energiefluss im Körper steigert und beschleunigt.

Erotisches Schlagen kann schwerer zu erlernen sein. Schläge werden oft mit Wut und dem Wunsch, jemanden zu verletzen, in Verbindung gebracht. Deshalb unterdrücken viele Menschen den Impuls, ihrem Liebhaber beim Sex einen Klaps zu geben. Denken Sie daran, es ist ein großer Unterschied, ob man jemanden schlägt, um seine Lust zu vertiefen, oder weil man wütend ist und sich prügeln will. Wir erforschen hier eine Möglichkeit des Schlagens, die Sie beide auf eine neue Stufe sexueller Präsenz, Offenheit und Liebe hebt.

Irgendwann stellen Sie vielleicht sogar fest, dass die gelegentliche liebevolle Ohrfeige – vom Klaps auf den Po oder die Schenkel ganz zu schweigen – Ihr Liebesspiel überraschend zu noch mehr Hingabe und Leidenschaft führen kann. Sowohl Männer als auch Frauen sollten lernen, einander zärtlich zu schlagen. Fangen Sie ganz vorsichtig an und warten Sie erst auf Rückmeldung, ehe Sie es erneut versuchen. Diese Form des Schlagens ist ein Akt der Liebe, ein erotischer Ausdruck der Leidenschaft und eine Möglichkeit, immer neue Körperstellen mit Energie zu versorgen. Es geht nicht darum, dem Liebespartner wehzutun, obwohl so ein Klaps durchaus schmerzhaft oder zumindest erschreckend sein kann. Wenn der Schlag allerdings korrekt und gekonnt ausgeführt und angenommen wurde, sollte dieser Schmerz schnell in einer noch größeren Leidenschaft, Lust und körperlichen Energie aufgehen.

Damit das Beißen, Schlagen oder Kneifen auch tatsächlich funktioniert, kommt es auf die Wahl des richtigen Zeitpunktes an. Sie müssen die Energie *spüren* können, die durch den Körper Ihres Partners fließt oder darin stagniert, um zu wissen, wann und wie Sie den Energiefluss unterstützen können. Manchmal kann ein Klaps auf den Po den Energiefluss anregen. Ein anderes Mal besteht die richtige Wahl vielleicht darin, den Partner ins Bein zu kneifen, seinen Rücken zu kratzen oder an seinem Hals zu knabbern.

Erspüren Sie die Blockaden des Partners. Wo ist er starr? Wo ist sein Energiefluss gehemmt? In welchen Bereichen seines Körpers kommt seine Leidenschaft voll zum Ausdruck? Wo bleibt er ausdruckslos, stumpf, leblos und passiv? Auch Ihr Partner sollte sich bemühen, die Antworten auf diese Fragen bei Ihnen zu erspüren und zu entdecken. Vorsichtiges Beißen, Schlagen und Kneifen kann die Energie in den Teilen des Körpers zum Fließen bringen und steigern, die einen Weckruf brauchen. Ein überraschender Biss, ein Schlag oder ein Kneifen kann auch die Leidenschaft und den emotionalen Ausdruck eines Partners wecken, der sich treiben lässt, sein Programm abspult oder in Trägheit versinkt. Wenn Sie lernen, die Energie Ihres Partners genau zu erspüren, werden Sie intuitiv wissen, wie Sie sie anfachen und in Bewegung versetzen können.

19. Leiten Sie den Energiefluss durch Lippen, Brustwarzen und Geschlechtsorgane

Lippen, Brustwarzen und Geschlechtsorgane sind durch einen inneren Energiekreislauf miteinander verbunden. Indem sie diese Bereiche des Körpers mit liebevollen, zärtlichen Berührungen stimulieren und entspannen, können Sie die Zirkulation der Liebeskraft durch den Körper Ihrer Partnerin oder Ihres Partners verstärken. Konzentrieren Sie sich nicht allzu lange auf einen dieser Bereiche. Spüren Sie die drei Körperteile gleichzeitig und steuern Sie den Energiefluss zwischen Lippen, Brustwarzen und Geschlechtsorganen, indem Sie sie mal zart, mal hart berühren, beißen, kneifen, reiben, streicheln, kitzeln, lecken und küssen.

Hören Sie mitten im Liebesakt auf, sich zu bewegen. Liegen Sie ganz still da. Ihre Geschlechtsorgane sind mit den Geschlechtorganen Ihrer Partnerin verbunden, Ihre Finger auf einer ihrer Brustwarzen, Ihre Lippen über den ihren. Spüren Sie sich in diese drei Stellen hinein, als seien sie durch eine unsichtbare Leitbahn miteinander verbunden. Dringen Sie nun mit ein paar Stößen in sie ein und kneifen Sie sie vorsichtig in die Brustwarze. Achten Sie dabei auf den Energiefluss Ihrer Geliebten. Kneifen Sie ihre Brustwarze gerade so fest, dass Sie die Reaktion in ihren Geschlechtsorganen spüren können. Lassen Sie Ihre Brustwarze nun wieder los und dringen Sie erneut in sie ein.

Küssen Sie Ihre Geliebte etwa eine Minute später. Pressen Sie den Mund auf ihre Lippen und reizen Sie sie mit der Zunge. Massieren Sie ihre Oberlippe mit Mund und Zunge. Saugen Sie daran. Erfühlen Sie die direkte Verbindung zwischen ihren Lippen und den Geschlechtsorganen, die durch ihre Brustwarzen führt.

Widmen Sie sich abwechselnd Lippen, Brustwarzen und Geschlechtsorganen, versuchen Sie aber auch, alle diese Bereiche bis zu einem gewissen Grad gleichzeitig zu stimulieren. Achten Sie auf den Energiefluss der Geliebten und entscheiden Sie von Mal zu Mal, welcher Körperteil Ihrer Aufmerksamkeit bedarf und wie stark die Stimulation sein muss. Wenn das Kneifen in die Brustwarze oder der Kuss ihren Energiefluss abschwächt, sollten Sie natürlich aufhören. Selbst wenn etwas gut funktioniert, sollten Sie nicht allzu lange weitermachen, da auch das Angenehme mit der Zeit lästig werden kann. Spielen Sie mit Ort, Tiefe und Intensität der Stimulation und bereiten Sie Ihrer Geliebten dadurch immer größere Lust, bis sie es kaum noch ertragen kann.

Wenn ihre Energie kräftig fließt, bringen Sie Ihren Oberkörper mit dem Oberkörper Ihrer Geliebten in Kontakt. Drücken Sie sich fest an sie, Brust und Bauch sind weich und entspannt. Atmen Sie, als wollten Sie den Atem Ihrer Geliebten in sich einsaugen. Passen Sie Ihre Atmung an und atmen Sie kräftig durch. Weiten und vertiefen Sie mit Ihrer Atmung die Atmung der Partnerin. Drücken Sie Ihr Herz zärtlich an das ihre, spüren Sie sich mit Ihrem Herzen in das Ihrer Geliebten ein und erinnern Sie sie so daran, es Ihnen gleichzutun. Die körperliche Lust sollte die Offenheit des Herzens niemals überschatten. Wenn Sie

Ihre Geliebte darin unterstützen, ihr Herz zu öffnen, werden Intensität und Fülle des Energieflusses, den Sie mit der meisterhaften Liebkosung energetisch verbundener Lippen, Brustwarzen und Geschlechtsorgane erzeugen können, grenzenlos sein.

20.
Stimulieren Sie den Anus

Der Anus ist sowohl beim Mann als auch bei der Frau eine starke Energiequelle. Die meisten Menschen empfinden die anale Stimulation entweder als sehr lustvoll oder als sehr schmerzhaft, je nachdem, wie entspannt sie sind. Aus dem Blickwinkel einer erleuchteten Sexualität kann der gesamte Beckenboden ein Ort sexueller Kraft sein. Das schließt Geschlechtsorgane, Perineum und Anus ein.

Der Anus ist eine erogene Zone und kann Ihnen große Lust bescheren. Doch er ist noch weit mehr als das. Er ist eine Art »Startrampe« für die Kraft, die an Ihrer Wirbelsäule nach oben schießt. Es geht zwar auch ohne anale Stimulation, doch diese Technik kann ein Teil Ihres Repertoires sein, um mehr sexuelle Energie an der Wirbelsäule aufsteigen und durch den Körper fließen zu lassen, sich und Ihren Partner damit zu heilen und einander neue Vitalität zu schenken.

Der Anus ist nicht nur eine starke Energiequelle, wir speichern dort auch Spannungsreste. Einige Menschen machen sich ständig Sorgen und sind deshalb »verklemmt«. Andere verkrampfen den Anus, weil sie ständig ein wenig Angst haben. Natürlich müssen Sie auf den richtigen Muskeltonus achten. Doch chronische Angst und Anspannung sind unnötig.

Wie viel Angst und Anspannung Sie im Alltag verdrängen, um sie nicht spüren zu müssen, lässt sich leicht feststellen. Diese Spannung ist in Schlüsselbereichen des Körpers, zum Beispiel dem Kiefer, dem Solarplexus und dem Anus, gespeichert. Ein Finger in Ihrem Anus verrät Ihnen sehr schnell, ob Sie dort unwillkürlich an Angst und Sorgen festhalten!

Jeder Mensch hat andere Hygienestandards, doch es ist klug, sich vor und nach jeder Form der analen Stimulation mit Wasser und Seife zu waschen. Denken Sie auch daran, alles zu waschen, was in den Anus eingeführt wurde, ehe Sie es in die Vagina stecken.

Es spielt keine Rolle, wer zuerst an die Reihe kommt. Sowohl Sie als auch Ihr Partner sollten nacheinander üben, den Anus des anderen zu reizen. Versuchen Sie es für den Anfang mit dem Finger. Befeuchten Sie Ihren Finger sowie den Anus Ihres Partners mit Speichel, Vaginalsekret oder einem Gleitmittel, das Sie in Apotheke oder Sexshop kaufen können. Massieren Sie den Anus Ihres Partners zuerst von außen mit dem Finger. Wenn er sich entspannt, führen Sie die Fingerspitze etwa eineinhalb Zentimeter tief ein. Lassen Sie den Finger leicht vibrieren. Das hilft, den Anus zu entspannen. Sie können auch die Rosette massieren.

Schieben Sie den Finger in Abstimmung mit den ständigen Rückmeldungen Ihres Partners allmählich immer tiefer hinein und massieren Sie dabei die Darmwand. Achten Sie auf seine Reaktionen und hören Sie sofort auf, wenn er es verlangt. In dem Gewebe, das Sie gerade berühren, können sich erhebliche emotionale Ablagerungen verbergen. Haben Sie also Geduld und seien Sie auf alles gefasst – von Tränen über Wutausbrüche bis hin zur Katatonie.

Manche Menschen können gleich beim ersten Mal einen

ganzen Finger aufnehmen. Andere müssen Wochen oder Monate lang langsam und geduldig massiert werden, will man auch nur ein paar Zentimeter weiterkommen.

Sobald sowohl Sie als auch Ihr Partner gelernt haben, über den Anus Liebe und Stimulation zu geben und zu empfangen, können Sie die Feinheiten der analen Energie erforschen. Vielleicht möchten Sie verschiedene Formen des Analverkehrs ausprobieren und Penis, Dildo oder Buttplug in den Anus einführen. Darüber hinaus können Sie auch während des Geschlechtsverkehrs mit zusätzlicher analer Stimulation (zum Beispiel mit dem Finger) arbeiten.

Sinn und Zweck der analen Stimulation ist es, dem Körper dabei zu helfen, sich zu entspannen, emotionale Spannungen abzubauen und die Energie des Beckenbodens anzuregen. Diese Energie kann dann den ganzen inneren Energiekreislauf durchlaufen, an der Wirbelsäule aufsteigen und an der Vorderseite des Körpers nach unten fließen. Der Anus sollte nur so weit stimuliert werden, wie es dem Energiefluss und der inneren Öffnung dienlich ist. Wenn sich beim Liebesspiel alles um Analsex dreht, haben Sie es vermutlich mit einer unbehandelten Neurose, nicht mit gekonnter energetischer Stimulation zu tun.

Bei manchen Menschen wird die anale Stimulation nur eine kleine und sehr sporadische Rolle spielen. Bei anderen wird sie häufiger Teil des Liebesspiels sein. Messen Sie richtige Häufigkeit und Art der analen Stimulation daran, wie wirkungsvoll Energieblockaden gelöst, der ganze Körper entspannt und die Energie des Beckenbodens über die Wirbelsäule im ganzen Körper verteilt werden. Am wichtigsten aber ist, dass Sie den

Analsex daran messen, wie gut er Sie und Ihren Partner darauf vorbereitet, sich der Liebe noch rückhaltloser hinzugeben. Einer Liebe ohne Grenzen.

21.
Kümmern Sie sich um die Füße

Die Füße beeinflussen den ganzen Körper. Wenn die Füße müde sind, ist auch der Rest des Körpers müde. Wenn die Füße massiert werden, fühlt sich auch der restliche Körper massiert. Wenn Ihre Füße sinnlich berührt werden, wird auch der Rest des Körpers erotisch stimuliert.

Fußmassagen können regelmäßig Bestandteil des Liebesspiels sein. Mit Fußmassagen können Sie Ihrer Geliebten helfen, den Körper gänzlich zu entspannen und zu öffnen. An der Art und Weise, wie Sie ihre Füße berühren, kann sie Ihre Liebe und Ihre Fähigkeiten als Liebhaber ablesen. Wenn Sie ihren Fuß wie ein Stück Fleisch durchwalken, wird sie die Gleichgültigkeit spüren. Doch wenn Sie ihre Füße behandeln, als seien sie direkt mit ihrem Herzen und ihren Geschlechtsorganen verbunden – was tatsächlich der Fall ist –, wird Ihre Geliebte erkennen, dass Sie geschickt mit der Sexualenergie umzugehen wissen. Sie wird sich im Vertrauen auf Ihre Fürsorge und Ihr sexuelles Können entspannen.

Eine einfache Fußmassage beginnt damit, dass Sie die Fußsohlen der Geliebten mit den Daumen massieren. Fangen Sie behutsam an, arbeiten Sie die gesamte Sohlenfläche und die Zehen durch. Steigern Sie den Druck allmählich, bis die Massage recht kraftvoll wird. Schenken Sie auch Knöcheln und Zehenzwischenräumen Aufmerksamkeit. Ihre Geliebte lässt Sie wissen, was sich gut anfühlt.

Fühlen Sie sich auch in den Rest ihres Körpers ein, während Sie die Füße massieren. Achten Sie darauf, wie und mit welchen Bewegungen Ihre Geliebte auf die Bemühungen reagiert. Spüren Sie Beschaffenheit, Rhythmus und Tiefe ihres Atems. Könnten Sie Ihre Geliebte mit einer Fußmassage zum Orgasmus bringen? Können Sie sie zumindest so sehr erregen, dass sie anfängt zu zittern und zu flehen, Sie mögen sie leidenschaftlich lieben? Ihre Geliebte kann dasselbe für Sie tun, indem sie Ihre Füße massiert.

Die Füße sind hochempfindlich – sowohl als Sender als auch als Empfänger. Sie können mit den Füßen alles tun, was Sie auch mit Lippen oder Geschlechtsorganen tun würden, um sexuelle Liebesenergie zwischen Ihnen und Ihrer Geliebten zum Austausch zu bringen.

Versuchen Sie, die Füße des Partners wie vollwertige Sexualorgane zu behandeln. Saugen Sie an den Zehen, lecken Sie die Zwischenräume. Knabbern Sie vorsichtig am ganzen Fuß und beißen Sie hinein. Berühren Sie die Brustwarzen der Partnerin mit Ihren Füßen. Reizen Sie sie oder den Partner mit den Füßen, berühren Sie Klitoris oder Penis, führen Sie die Zehen in ihre Vagina ein oder legen Sie die Füße um seinen Penis. Sie können ihn oder sie auf diese Weise sogar mit einem oder mit beiden Füßen befriedigen.

Erspüren Sie stets, welche Wirkung das Liebesspiel mit den Füßen hat. Zwingen Sie Ihrer Partnerin keine seltsame Sexualpraktik auf, nur weil Sie glauben, das sei eine gute Idee. Die Füße können voll ins Liebesspiel eingebaut werden, doch nur dann, wenn Sie sich stets der Auswirkungen bewusst bleiben, die das auf Sie und Ihre Geliebte hat. Ziel ist es, den Energiefluss im Körper von den Zehenspitzen bis hinauf zur Schädeldecke anzuregen. Ihre Füße sollten sich auch beim normalen Geschlechtsverkehr lebendig anfühlen. Sie sollten die Füße mal anziehen, mal entspannen und sie bisweilen zur direkten Übertragung von Liebesenergie auf Ihre Partnerin nutzen – von Fuß zu Fuß.

Nur wenn der ganze Körper bereit ist und die Energie ungehindert hindurchfließen kann, dringt die Liebe tief genug in das Herz, dass Sex zu einem Ausdruck kontemplativen Entzückens wird. Achten Sie darauf, dass die Energie beim Sex stets kraftvoll durch den ganzen Körper fließt; nehmen Sie diesen wahr – von Kopf bis Fuß. Oft leben wir nur von der Taille oder gar erst vom Hals an aufwärts und vernachlässigen die untere Körperhälfte. Aber der Unterleib ist unsere Verbindung zur Erde. Durch ihn kann die Lebensenergie nach oben strömen und uns dabei helfen, uns in der Vereinigung mit der Kraft der Liebe zu öffnen. Lieben Sie mit den Füßen, und arbeiten Sie sich von dort aus immer weiter nach oben vor, bis Ihre Geschlechtsorgane Energie leiten, Ihr Bauch voll, Ihr Herz weit und Ihr Kopf offen ist wie eine voll erblühte Blume.

Die Energie, die im Kreislauf an der Wirbelsäule nach oben und an der Vorderseite wieder nach unten fließt, erreicht irgendwann eine so hohe Geschwindigkeit und Intensität, dass sie sich fast wie eine Lichtsäule anfühlt, wie ein heller, klarer Kanal der Energie und Bereitschaft. Atmen Sie Energie in einem inneren Kreislauf an der Wirbelsäule nach oben und an der Vorderseite des Körpers nach unten, bis Sie sich von den Zehen bis zum Kopf wie ein hohles, hell strahlendes Bambusrohr fühlen. Während Atem und Energie immer gleichmäßiger fließen, strahlt eine stille Intensität wie ein helles Licht nach oben und unten ins Unendliche. Ihr Herz lässt alle Grenzen hinter sich, und die Intensität dehnt sich aus, um die Welt aller Erscheinungen zu umfangen. Alles sieht aus wie immer, doch nun sind Sie selbst Teil der Intensität aller Erscheinungen, ein stilles, vibrierendes Entzücken, das strahlend in der Verkörperung aller Dinge tanzt.

22.
Tiefe und flache Stöße

Es ist sehr wichtig, dass Sie sich beim Liebesspiel stets bewusst sind, welche Wirkung Sie mit den Bewegungen Ihrer Geschlechtsorgane erzielen. Das gilt sowohl für den Mann als auch für die Frau, in homosexuellen wie in heterosexuellen Beziehungen. In diesem Kapitel sollen die Stöße des Mannes beim Geschlechtsverkehr mit der Frau als Beispiel dienen. Sie können mit den genannten Techniken natürlich wie immer herumspielen, sie verändern und auf andere sexuelle Situationen übertragen.

Jeder Mann kann seinen Penis in die Vagina einer Frau stecken, bei ein wenig Rein und Raus Lust empfinden und ejakulieren. Der überlegene Liebhaber jedoch setzt seine Geschlechtsorgane dazu ein, Energieblockaden der Partnerin zu lösen, welche den Fluss ihrer Energie und ihrer Gefühle hemmen. Wenn ihr Körper bereit ist, öffnen seine Stöße ihr Herz, um die Liebe noch zu vergrößern. Das ist eine sehr feinsinnige Angelegenheit, die eine große Bandbreite an Bewegungen des Beckens und der Genitalien sowie ein ausgeprägtes Gespür für den Energiefluss und die Zwischentöne des Vertrauens und der Liebe erfordert.

Beginnen Sie damit, die unterschiedliche Wirkung flacher und tiefer Stöße zu erspüren. Bei flachen Stößen dringen Sie mit der Spitze des Penis nur etwa acht Zentimeter tief in die Scheide der Geliebten ein. Stöße mit geringem Tiefgang reizen sowohl Klitoris als auch G-Punkt. Da Sie Ihrer Geliebten die tiefe Penetration vorenthalten, wecken flache Stöße zudem den Wunsch nach der Kraft tiefer Stöße.

Mit den tiefen Stößen dringen Sie so weit wie möglich in Ihre Geliebte ein. In den meisten Fällen bedeutet das, dass sich die Spitze Ihres Penis in der Nähe ihres Muttermundes befindet. Tiefe Stöße können nicht nur Muttermundorgasmen herbeiführen, sondern Ihrer Geliebten auch das Gefühl geben, tief von Ihrer Liebe durchdrungen zu werden. Dieses tiefe – körperliche, emotionale und spirituelle – Durchdringen mit Liebe ist das Geschenk der maskulinen sexuellen Energie. Wenn Ihre Geliebte bereit ist, können Sie so tief in sie eindringen, dass sie keine andere Wahl hat, als Sie ganz und gar in sich aufzunehmen, sich grenzenlos als Liebe hinzugeben und zu öffnen.

Probieren Sie beim Liebesspiel verschiedene Kombinationen aus flachen und tiefen Stößen aus. Grundsätzlich und besonders zu Beginn des Liebesspiels sollten die flachen Stöße überwiegen. Solange Sie noch an Ihrem Einfühlungsvermögen arbeiten, ist es ein guter Richtwert, auf neun flache Stöße einen tiefen Stoß folgen zu lassen. Sobald Sie die Energieströme fühlen können, die zwischen Ihnen und Ihrer Partnerin hin und her fließen, ergeben sich Geschwindigkeit und Tiefe der Stöße ganz automatisch und spontan.

Stellen Sie sich bei den flachen Stößen vor, Sie würden Ihre Geliebte mit Lust aufladen. Eine eher oberflächliche Stimulation, bei der Sie ihr die tiefe Penetration verweigern, weckt ihr Verlangen, Sie ganz tief in sich zu spüren. Gleichzeitig baut sich in Ihnen als Mann der Wunsch auf, so tief wie möglich in Ihre

Frau einzudringen und sie bis ins Innerste zu durchdringen. Wenn Sie diesem Verlangen nicht unmittelbar nachgeben, erzeugt das ein energetisches Vakuum, das Sie und Ihre Partnerin immer tiefer einsaugen und Sie dazu bringen wird, so viel zu geben wie möglich – weit mehr, als das normalerweise der Fall wäre. Die Kombination aus vielen flachen und ein paar tiefen Stößen erzeugt in der Vagina Ihrer Geliebten in der Tat ein Vakuum und löst einzigartige Empfindungen zwischen Saugen oder Sehnsucht (während der flachen Stöße) und Erfülltsein oder Verschmelzen (während der tiefen Stöße) aus.

Visualisieren oder spüren Sie während der tiefen Stöße, wie sich Ihr Penis weit über seine tatsächliche körperliche Größe hin ausdehnt. Während Sie tief in Ihre Geliebte eindringen, ist es, als dehne sich die Energie Ihres Penis immer weiter aus – als durchdringe sie ihren Muttermund, ihre Gebärmutter, ihr Herz und dehne sich sogar bis über ihre Schädeldecke aus. Verharren Sie tief in ihr. Spüren Sie, wie sie Ihre Liebe liebevoll empfängt. Halten Sie still, geben Sie das Gefühl einer getrennten Existenz auf, geben Sie sich Ihrer Geliebten und durch Ihre Geliebte völlig hin, so dass Sie gemeinsam ganz im Geben aufgehen.

Wenn Sie ihr Liebe schenken und ihr Herz durchdringen, kann dieses Gefühl so groß sein, dass nicht einmal ein Hauch von Trennung übrig bleibt – weder bei ihr noch bei Ihnen. Indem Sie sich ganz und gar in sie einfühlen, geben Sie sich bereitwillig der Liebe hin. Sie durchdringen ihren Körper mit Ihrem Bewusstsein und Ihrer Kraft, spüren durch sie hindurch, holen sie aus sich heraus und vergehen ganz und gar in der Liebe.

Während Sie die Geliebte mit Ihrer unerbittlich tiefen und doch durch und durch vertrauenswürdigen Liebeskraft durchdringen, kann sie sich in völliger – körperlicher, emotionaler und spiritueller – Hingabe üben. Lustvoll öffnet sich ihre Vagina. Liebevoll öffnet sich ihr Herz. Ihr bewusstes Eindringen in ihre tiefsten, verborgensten Kammern der Liebe entfaltet ein lustvolles Liebesentzücken. Um sich so rückhaltlos zu öffnen, muss sie die vertrauenswürdige Kraft Ihres Körpers, Ihrer Liebe und Ihres Bewusstseins spüren. Sie muss zärtlich und tief von den drei Gaben der männlichen Sexualität – von Penis, Herz und Bewusstsein – durchdrungen sein, ehe sie sich ihrerseits völlig öffnen und Ihnen ihre tiefste Ergebenheit und Hingabe schenken wird.

Wenn Sie fleißig üben, wird sie die Kraft, Fürsorge und Beharrlichkeit Ihrer Liebe mit der Zeit spüren können, während Sie selbst das Gefühl verlieren, ein getrenntes Selbst zu sein, und ihr tiefstes Inneres in körperlicher, emotionaler und spiritueller Vereinigung durchdringen. Sie kann Vagina, Herz und die Seele in völliger Hingabe öffnen, um die alles auslöschende Intensität Ihrer Liebe zu empfangen. Sie beide werden schließlich gemeinsam lustvoll in sexueller Selbstaufgabe vergehen.

Die große Auswahl an verschiedenen Stößen kann Ihnen und Ihrer Partnerin nicht nur helfen, sich in Liebe zu öffnen. Sie kann Sie auch dabei unterstützen, die zwischen Ihnen fließende sexuelle Energie zu steigern und in Fluss zu bringen. Ein solches Repertoire umfasst nicht nur flache und tiefe Stöße, sondern auch drehende, wirbelnde, kreisende und vibrierende Bewegungen sowie Stöße, die auf bestimmte Stellen in der Vagina abzielen. Nach einem tiefen Stoß kann es manchmal hilfreich sein, wenn Sie tief in Ihrer Partnerin vibrieren, so dass Ihr Penis sich nur geringfügig, aber sehr schnell vor und zurück bewegt.

Um entscheiden zu können, welche Art von Stößen gerade angebracht ist, müssen Sie auf die Energie Ihrer Partnerin achten. Steigt sie prickelnd an ihrer Wirbelsäule nach oben, so dass ihr Rücken sich wölbt? Fließt sie voll über die Vorderseite ihres Körpers nach unten, so dass die Vagina kraftvoll pulsiert, sich zusammenzieht oder windet und an Ihnen saugt? Oder raubt ein Mangel an abwärtsfließender Energie der Vagina die Lebenskraft, so dass sie sich schlaff und passiv anfühlt? Staut sich zu viel Energie in ihrem Kopf, so dass ihr Gesicht sich verzerrt und ihre Beine leer bleiben? Wiegen sich ihre Hüften harmonisch im Fluss der Energie, oder wirken ihre Bewegungen hölzern und ihr Becken starr? Sind Bauch und Brustkorb verkrampft und voller Abwehr, oder fühlen sie sich weich, offen und empfänglich an, dazu bereit, mit Ihrem Körper zu verschmelzen? Bedienen Sie sich stets der Stöße, die Ihre Geliebte noch weiter öffnen, die Lebensenergie steigern und sie durch Ihrer beider Körper fließen lassen.

Bei der Entscheidung, welche Stöße gerade angemessen sind, sollten Sie berücksichtigen, ob die Geliebte darauf eingestellt ist, Liebe zu empfangen. Wenn sie verschlossen ist, sich verletzt fühlt oder zumacht, dürften Sie mit einem plötzlichen tiefen Stoß keine ekstatische Reaktion erzielen. Dringen Sie stattdessen vorsichtig, zärtlich und nicht zu tief in sie ein, öffnen Sie sie langsam und beweisen ihr, dass Sie vertrauenswürdig sind. So bringen Sie ihr Herz dazu, die Liebe tiefer in sich aufzunehmen.

Erst nach einer ausgedehnten Phase flacher Stöße und einfühlsamer, liebevoller Liebkosungen ist sie bereit, die volle Kraft der Liebe mit ihrem Muttermund und vielleicht noch tiefer zu empfangen.

Entscheidend ist nicht die Tiefe Ihrer Stöße, sondern ob Sie die Energie gekonnt in Fluss bringen und sich und Ihre Partnerin einer tieferen Liebe und tieferem Gewahrsein öffnen können. Wenn die Liebe kräftig fließt, ist alles erlaubt. Bis dahin sollten Sie sichergehen, dass die Geliebte Ihre tiefen Stöße auch wirklich spüren möchte, ehe Sie körperliche oder emotionale Grenzen überschreiten, die vielleicht noch nicht gefallen sind.

23.
Bringen Sie Muttermund und Penis in Kontakt

Männer ejakulieren gerne zu früh, und Frauen sind oft nicht in der Lage, sich tief beim Lieben durchdringen zu lassen. So wurde bei manchen Frauen die Klitoris zum Mittelpunkt der Sexualität. Häufig ist jedoch der Muttermund der Schlüssel, der die körperlichen und emotionalen Türen zu einer wahrhaft spirituellen sexuellen Vereinigung öffnet.

Wenn das Größenverhältnis zwischen den Geschlechtsorganen eines Paares stimmt, hat die Eichel bei voller Penetration Kontakt mit dem Muttermund. Allerdings variiert die Größe von Vagina und Penis, weshalb die Sexualorgane eines Paares manchmal nicht ganz perfekt zusammenpassen. Bei manchen Paaren besteht die Gefahr, dass der Penis durch den Muttermund bis in die Gebärmutter eindringt, wenn die Stöße des Mannes tief genug sind. Bei anderen Paaren bleibt der Kontakt zwischen Penisspitze und Muttermund aus, egal welche Stellung sie ausprobieren. Vorsichtiges Experimentieren kann die meisten Paare lehren, was angesichts der Größe und der Form ihrer Geschlechtsorgane die beste Lösung ist.

Oft müssen Paare verschiedene Stellungen ausprobieren, bis die Position für den optimalen Kontakt zwischen Penis und Muttermund gefunden ist. Wenn die Vagina kürzer ist als der Penis, können Mann und Frau beim Geschlechtsverkehr Bauch an Bauch liegen. Die Frau hält die Beine fest geschlossen. Diese Stellung verhindert, dass der Mann zu tief in sie stößt und den

Muttermund schmerzhaft durchdringt. Wenn die Vagina länger ist als der Penis, sollte die Frau auf dem Rücken liegen und die Beine auf die Schultern des Mannes legen, während sie einander zugewandt sind, damit er tief genug in sie eindringen kann, um Penis und Muttermund in Kontakt zu bringen. Bei manchen Paaren erlaubt die so genannte »Hündchenstellung« die beste Stimulation des Muttermundes durch den Penis: Die Frau kniet auf allen vieren, der Mann dringt von hinten in sie ein.

Achten Sie darauf, wie es sich anfühlt, wenn der Penis den Muttermund berührt. Wenn der Penis zu lange reglos am Muttermund ruht, können die Erektion des Mannes und die Erregung der Frau nachlassen. Nicht nur, weil es an Reibung fehlt, sondern auch, weil es zu einem energetischen Ausgleich kommt, wenn Muttermund und Eichel einander berühren.

Entfernen sie Penis und Muttermund ein kleines Stückchen voneinander und spüren Sie, wie das Energiefeld sich verändert. Üben Sie, den Unterschied zwischen Muttermundkontakt und einer weniger tiefen sexuellen Vereinigung zu erfühlen.

Fachen Sie die sexuelle Energie mit flachen Stößen zu großer Intensität an. Achten Sie darauf, dass der Penis dabei keinen Kontakt mit dem Muttermund hat. Wenn beide Partner von sexueller Energie erfüllt sind, dringt der Mann langsam, aber bestimmt immer tiefer in die Frau ein, bis sein Penis Kontakt zum Muttermund hat. Versuchen Sie das anfangs mit geschlossenen Augen. So spüren Sie die Wirkung am deutlichsten. Später lassen Sie die Augen offen und blicken tief in die Augen Ihrer Partnerin.

Beide Partner können vibrieren, so dass Eichel und Muttermund aneinander stoßen und damit den Energiefluss zwischen den Partnern verstärken. Die heiße maskuline Energie des Penis wird über den Muttermund der Frau aufgenommen und fließt an ihrer Wirbelsäule entlang nach oben, während ihre kühlende feminine Energie vom Penis aufgenommen wird und an der Wirbelsäule des Mannes nach oben steigt. Unterbrechen Sie den Kontakt zwischen Penis und Muttermund, bevor er Sie schwächt oder langweilt, und lassen Sie flache Stöße folgen. Vergessen Sie nicht, die Energie durch den ganzen Körper fließen zu lassen – an der Wirbelsäule entlang nach oben und an der Körpervorderseite nach unten.

Paare können verschiedene Formen des Kontaktes zwischen Penis und Muttermund ausprobieren: Die Stöße können kräftig, sanft, ungestüm, langsam sein oder sich wiederholen. Sie können vibrieren, reglos verharren oder gar in den Muttermund eindringen. Natürlich sollten Sie bei jedem Kontakt mit dem Muttermund sehr viel Einfühlungsvermögen beweisen und große Vorsicht walten lassen. Anfangs sollte die Frau den Mann mit Worten leiten. Denken Sie daran, dass der Muttermund einer Frau oft die Reste alter sexueller und emotionaler Traumata und Erschütterungen speichert. Deshalb kann es sehr schmerzhaft für sie sein, wenn Sie in den Muttermund eindringen oder ihn auch nur ganz vorsichtig mit der Eichel berühren. Diese emotionalen Altlasten lassen sich wie oben beschrieben beseitigen, ehe sich ein Paar in der ungehemmten Vereinigung von Penis und Muttermund dem freien Fluss der Energie überlässt und der Übertragung von Liebe hingibt.

24.
Wie Sie mit Vibrationen den Energiefluss erhöhen und harmonisieren

Viele Menschen beschränken ihre sexuellen Möglichkeiten auf ein paar Bewegungsstile und Geschwindigkeiten. Besonders beliebt sind: zärtlich, Sturm und Drang, aggressiv, orgastisch und ruhig. Die Zahl der möglichen Bewegungen beim Sex ist unbegrenzt, aber eine von ihnen verdient unsere besondere Aufmerksamkeit: das Vibrieren.

Das Vibrieren ist nicht mit ganz schnellen Stößen gleichzusetzen. Es ähnelt eher einem körperlichen Brummen wie dem eines Vibrators. Stellen Sie sich vor, Sie legten die Hand auf die Kühlerhaube Ihres Wagens, während der Motor läuft. So fühlt es sich an, wenn man beim Sex vibriert.

Es dauert einige Zeit, bis man seinen Körper in Vibration versetzen kann. Das Vibrieren kann einem Zittern ähneln, obwohl Sie es bewusst und in der Hitze der sexuellen Umarmung tun. Üben Sie, Ihre Gesäßmuskulatur »erzittern« zu lassen. Dadurch erzeugen Sie Vibrationen in Ihrem Becken.

Das Vibrieren harmonisiert die Energie der Partner, erhöht sie, verteilt sie aber auch. Durch das Vibrieren kann man die sexuelle Energie erhöhen und harmonisieren, statt eine Empfindung immer weiter zu steigern. Sie sollten während des Liebesspiels in regelmäßigen Abständen vibrieren, und zwar immer dann, wenn die Energie zu stark oder zu gerichtet wird.

Der Mann sollte üben, sein Becken an der Geliebten und

seinen Penis in ihr vibrieren zu lassen. Dies funktioniert für gewöhnlich dann am besten, wenn die Spitze des Penis am Muttermund der Frau ruht, ist aber auch dann von Nutzen, wenn sich der Penis nicht ganz so tief, vielleicht nur ein paar Zentimeter, in der Vagina der Partnerin befindet.

Die Frau sollte üben, ihr Becken in Vibration zu versetzen, während ihr Liebhaber in ihr ist, und den Penis auf diese Weise mit Schwingungen zu umgeben. Solange er seine Energie noch im Fluss halten kann, werden ihre Vibrationen seine Energie harmonisieren, vor allem, wenn er zu zielgerichtet oder einseitig vorgeht.

Männer und Frauen können ihre Körper aneinander vibrieren lassen, besonders Bauch und Brust. Wenn Sie das Gefühl haben, dass Ihre Partnerin den Atem anhält oder angespannt ist, stellen Sie das Stoßen ein und drücken Sie sich fest an sie – Bauch an Bauch. Fangen Sie nun an, mit weitem Brustkorb und weichem Bauch zu vibrieren. Atmen Sie tief und regelmäßig. Halten Sie nicht den Atem an. Spüren Sie, wie Ihre Vibration die Energie Ihrer Partnerin lockert und öffnet.

Wenn sich der Körper Ihrer Partnerin weich und entspannt anfühlt wie Liebesgötterspeise, können Sie die Energie mit anderen Bewegungen weiter steigern und in Fluss bringen. Achten Sie darauf, dass auch Ihr Körper während des Liebesspiels geschmeidig und biegsam ist, nicht starr und steif. Lassen Sie in regelmäßigen Abständen entweder nur die Geschlechtsorgane oder den ganzen Körper vibrieren. Das sorgt dafür, dass Sie beide weich, lebendig und liebevoll bleiben.

25.
Entspannen Sie Körper und Atmung

Wenn Sie je einem guten Sportler zugesehen haben, konnten Sie Anmut in Bewegung erleben. Ein exzellenter Sportler bleibt selbst dann entspannt, wenn er höchst aktiv ist. Diese Mischung aus entspannter Leichtigkeit und aktivem Können ist das Zeichen körperlicher Meisterschaft. Dasselbe anmutige Fließen findet man bei hervorragenden Musikern, Sängern und Tänzern sowie bei Basketball-, Baseball- und Fußballspielern. Spirituell hochentwickelte Personen wie Heilige und echte Mystiker entwickeln oft ebenfalls eine sehr anmutige Ökonomie der Bewegung.

Während Sie in der Praxis der erleuchteten Sexualität fortschreiten, werden Ihre Bewegungen denen eines guten Sportlers, Tänzers oder Heiligen immer ähnlicher. Statt sich wie ein Wurm in der Bratpfanne zu winden, werden Ihre Bewegungen fließend wie die Wellen des Meeres – kraftvoll, gelassen und weit. Ihr Herz öffnet und weitet sich, bis es Sie ganz erfüllt und noch darüber hinausgeht, so dass all Ihre Bewegungen aus der Kraft der Liebe selbst entstehen. Bauch und Geschlechtsorgane sind energiegeladen, und all Ihr Tun hat dort seinen Ursprung. Das Tempo Ihrer Stöße und die Bewegungen des Rückens vollziehen sich im Wellenrhythmus des Ein- und Ausatmens.

Wenn Sie weiterüben, wird schließlich jede Regung von tiefem Bewusstsein durchdrungen sein. Ihr Liebesspiel ähnelt dem Kräuseln auf der Oberfläche des Meeres, das von den tiefen

Strömungen des Ozeans gespeist wird. Feinstes Bewusstsein entfaltet sich durch ihren Leib, ihren Atem und ihr Herz, und genau das macht eine erleuchtete Sexualität aus: Bewusstsein, das der Körper als Liebe zum Ausdruck bringt.

Nur wenn das Bewusstsein den Körper durchdringt, kann die Liebe siegen. Wenn Spannungen den Körper blockieren, kann sich die ursprüngliche Kraft, die Sie durchströmt, nicht als Liebe entfalten. Sie wird vielmehr die Gestalt Ihrer Blockaden annehmen.

Wenn Sie sich beispielsweise vor Zorn fürchten, wird diese Angst in Form einer körperlichen Blockade zum Ausdruck kommen. Nimmt die sexuelle Energie zu, bestimmt diese Blockade ihren Fluss. Die Angst vor dem Gefühl des Zorns wächst. Ihr Atem geht flach und der Körper verkrampft sich. Die Anspannung wächst und die Liebesenergie fließt spärlicher, denn sie folgt stets der Beschaffenheit Ihrer Blockaden. Deshalb empfinden Sie die Leidenschaftlichkeit oder die Aggressivität Ihres Partners während des Liebesspiels unter Umständen automatisch als Verletzung Ihrer Grenzen, selbst wenn es nur ein spielerischer Ausdruck der Liebe ist.

Während wir lernen, uns im Spiel einer erleuchteten Sexualität ganz und gar zu öffnen, müssen wir darauf achten, dass unser Körper entspannt bleibt. Nur so kann die Liebe ihn ganz durchströmen. Verspannungen verzerren Liebe zu Angst. Sie behindern die durch die Sexualität gesteigerte Energie. Eine Energie, die sonst dazu dienen würde, unseren Partner und die Welt darüber hinaus mit Liebe zu erfüllen. Je entspannter Sie körperlich sind, desto deutlicher spiegeln Ihre Bewegungen beim Sex jenes urtümliche Bewusstsein, die Quelle unseres Seins. Je kräftiger der Atem durch den Körper strömt, desto mehr kann sich die Liebe mit jedem Umlauf, mit jedem Seufzer entfalten.

Doch ein entspannter Körper ist kein schlaffer Körper. Ein gelöster Körper ist kein passiver. Denken Sie an Sportler oder Tänzer. Sie sind höchst aktiv, voller Kraft und Dynamik. Trotzdem sind ihre Bewegungen entspannt, mühelos und anmutig. Mit der Zeit werden Sie diese Fähigkeit beim Sex entwickeln, so dass Sie kraftvoll und entspannt zugleich sind.

Achten Sie ganz besonders darauf, dass Sie körperlich auch dann entspannt bleiben, wenn das Energieniveau während des Liebesspiels wächst. Wenn Sie sich dabei ertappen, wie Sie die Stirn runzeln, entspannen Sie sich. Wenn Sie feststellen, dass Sie die Zähne zusammenbeißen, entspannen Sie sich. Wenn sich Ihr Bauch und Ihre Brust verhärten, werden Sie wieder weich und offen. Achten Sie darauf, dass Ihr Körper geschmeidig und lebendig bleibt. Lassen Sie sich von Energie und Kraft durchströmen, ohne den Körper zu verkrampfen.

Lassen Sie Ihre Kraft weit und rund werden statt schmal und spitz. Wenn Ihre Stöße starr und dolchartig sind, dehnen Sie Ihre Bewegungen zu einer riesigen, sich brechenden Welle aus. Wenn Ihre Schreie spitz werden, öffnen Sie sie zu einem lauten Stöhnen. Wenn Ihre Glieder steif werden, bewegen Sie sie mit der geschmeidigen Kraft riesiger Schlangen. Lassen Sie Ihre Energie fließen wie Wasser, statt sich wie ein Monsterroboter zu bewegen, ohne dabei an Intensität zu verlieren. Die Kraft sollte der eines Wasserfalls oder eines Mammutbaumes, nicht aber der einer Metallstange oder Betonplatte gleichen. Sie sind ein lebendiges Wesen, nicht reglos und tot.

Atem erfüllt Ihren Körper mit Lebenskraft. So wie die Luft die schlaffe Gummihülle eines Luftballons mit Druck füllt oder der Wind in die Segel eines großen Schiffes fährt, erfüllt der Atem jeden Zentimeter Ihres Körpers mit Energie. Ihre Bewegungen werden von der Kraft des Atems getragen.

Wenn Sie erleuchteten Sex praktizieren, haben die ausholenden Bewegungen des Beckens und der Rückenpartie ihren Ursprung im Rhythmus des Ein- und Ausatmens. Selbst kleine Bewegungen – etwa wenn Sie den Hals der Geliebten küssen – sind auf den Atem abgestimmt. Auf diese Weise können Sie am meisten Liebe übertragen. Sie müssen lernen, den richtigen Augenblick im Atemzyklus zu erspüren. Dazu müssen Sie sich während des Liebesspiels stets Ihrer Atmung und des Energieflusses bewusst bleiben.

Visualisieren Sie die Stelle etwa fünf bis acht Zentimeter unterhalb des Nabels. Dies ist der Ursprung all Ihrer Bewegungen. Sie können die Verbindung zwischen Ihren Bewegungen und genau dieser Stelle erfühlen, als käme der Impuls, die Fingerspitzen zu bewegen, direkt von dort. Bewegen Sie sich aus dem Bauch heraus und lassen Sie zu, dass sich all Ihre Bewegungen durch den Atem als Liebe entfalten.

Nehmen wir an, Sie wollen die Beine noch weiter spreizen. Lassen Sie diese Bewegung im Unterleib entstehen. Richten Sie Aufmerksamkeit und Gewahrsein auf den Bauch, auf das Zentrum Ihrer Kraft und Bewegung etwa fünf bis acht Zentimeter unterhalb des Nabels. Fühlen Sie sich in diesen Punkt ein. Atmen Sie ein und spüren Sie, wie sich der Bauch mit dem Atem dehnt. Spüren Sie, wie diese Bewegung Hüften und Oberschenkel öffnet.

Spreizen Sie die Beine entweder beim Ein- oder Ausatmen, je nachdem, was sich offener, natürlicher und leichter anfühlt. Übertragen Sie mit der Bewegung Liebe auf Ihren Partner. Bringen Sie Ihre ganze Liebe darin zum Ausdruck, so als würden Sie ein Kind küssen. Bringen Sie Ihre Bewegung ganz bewusst als Geschenk dar, als massierten Sie einen verspannten Muskel, um Ihren Partner noch weiter für die Liebe zu öffnen.

Wenn Sie das üben, werden sich Körper, Atmung und Herz sowie die Ihres Partners aufeinander einstimmen. Zwischen Ihnen wird eine Verbindung entstehen, die die Lebenskraft und die Tiefe Ihrer Liebe zu einer solchen Intensität steigern wird, wie es Ihnen alleine niemals gelänge. Wenn Sie sich beide entspannen und Ihre Blockaden, Ängste und Abwehr hinter sich lassen, wird die Liebe Sie durchdringen, bis Ihre Körper nur noch Wellen auf dem großen Ozean der Liebe sind. Die Macht der Liebe wird natürlich und spontan im gelösten Atem und im entspannten Körper zum Ausdruck kommen, während das Liebesspiel immer größere Tiefen erreicht. Die Anmut Ihres Liebesaktes kann der Ewigkeit eine Pforte öffnen, durch die sie ihren Gruß entsenden kann.

26.
Fünfundvierzig Minuten sind das Minimum

Sex kann in unterschiedlichen Portionen vergnüglich sein. Dann und wann genügt Ihnen ein Häppchen Leidenschaft in der Mittagspause. Ein kurzes Vergnügen im Wagen kann Sie energetisch in Schwung bringen und die Herzen für den Rest des Tages öffnen. Oft ist eine kurze sexuelle Begegnung genau das, was Sie und Ihr Partner brauchen. Doch ausgedehnte Liebesspiele können den Löwenanteil Ihrer Sexualität ausmachen.

Der Körper des Menschen ist genau wie der anderer Tiere für Sex gemacht. Stimulation lässt uns hart und feucht werden, und wir wollen mehr davon. Wir berühren uns, kopulieren, reiben unsere Lenden aneinander und winden uns wie Primaten der Liebe, bis der Orgasmus zuckend durch unsere Körper fährt. Der Penis verspritzt Samen. Der Muttermund spitzt sich und saugt das Sperma zur wartenden Eizelle. Diese Art von Sex ist am besten, wenn man Kinder zeugen möchte. Für die Fortpflanzung ist es unerheblich, ob es zwei oder zehn Minuten dauert.

Doch wenn wir heilende Energie durch unsere Körper strömen lassen, die festen Knoten um unsere Herzen lösen und uns in grenzenloser Vereinigung als Liebe hingeben möchten, sollte das Liebesspiel sehr viel länger dauern.

Wird der Geschlechtsverkehr etwa fünfundvierzig Minuten lang aufrechterhalten, verändert sich die Körperenergie. Das Gefühl der Dringlichkeit verschwindet. Die Anspannung löst sich und verwandelt sich in offene Liebe. Die Knitterfalten des Tages glätten sich, werden zu einem ruhigen Meer, das uns durchflutet – stärker, als ein normaler Orgasmus das je könnte. Die meisten Menschen erreichen den Gipfel ihres sexuellen Potenzials nach etwa fünfundvierzig Minuten aktiven Liebesspiels.

Besonders bei Frauen ähnelt der Liebesakt einem allmählichen Aufheizen bis zum Siedepunkt. Intensive Muttermundorgasmen treten üblicherweise erst nach fünfundvierzig Minuten Sex oder noch später auf. Was die Mehrzahl der Männer angeht, ist das Verlangen zu ejakulieren nach zwei bis zehn Minuten am größten. Wenn ein Mann fünfundvierzig Minuten Sex haben kann, ohne zu ejakulieren, erreicht sein Körper ein Energieplateau. Dann gelingt es ihm leichter, die hohe Intensität des Liebesspiels über längere Zeit hinweg auszuhalten und multiple Ganzkörperorgasmen zu genießen, ohne zu ejakulieren.

Die Spannungsknoten, die unseren Energiefluss hemmen und unser Herz verschließen, lassen sich in einer kurzen sexuellen Begegnung nicht lösen. Das schafft oft nur das stete, gleichmäßige Kreisen von Energie, das nur der längere Geschlechtsverkehr ermöglicht.

Doch eben diese Knoten können ein längeres, gemächliches Liebesspiel verhindern. Wenn wir uns lieben, vermehrt sich die sexuelle Energie im Körper. Die Knoten wirken wie Dämme, die unseren inneren Energiefluss zum Stocken bringen und uns dazu zwingen, die Energie in der vertrauten Abfolge aus Anspannung und Entspannung im Ejakulieren, Schreien, Johlen und Zucken zu vergeuden.

Wenn wir uns kontinuierlich darin üben, diese Blockaden abzubauen statt überzufließen, können die Knoten sich lösen. Tiefe Herzenergie kann unseren Körper durchströmen. Wenn wir uns im strahlenden Fluss der Liebe entspannen, wird unser Körper frei von der Angst, die diese Knoten einmal geknüpft hat.

Immer dann, wenn wir im Laufe eines Tages Angst verspüren, werden unsere inneren Knoten ein wenig fester gezurrt. Wenn wir nicht vollkommen bewusst leben und lernen, auch während des Tages zu atmen und Energie im Fluss zu lassen, legen wir im Laufe der Zeit einen bemerkenswerten Spannungsvorrat an. Die Börse bricht ein, und unsere Verlustangst verschlingt sich zu einem Knoten in unserem Inneren. Unser Kind verspätet sich auf dem Nachhauseweg von der Schule, und Angst legt einen weiteren Knoten um unser Herz. Unser Partner droht, uns zu verlassen – oder besteht auf Heirat –, und wieder wird ein Knoten der Angst in unserem Bauch oder der Brust festgezogen. In all diesen Knoten sind die Angst, aber auch die Wut, der Kummer und die Sorge gespeichert, die aus der Angst entstehen.

Durchschnittsliebenden fällt es leichter, sexuelle Energie zu verspritzen oder anderweitig loszuwerden, als die inneren Knoten zu lösen, damit die Energie tiefer und lustvoller kreisen kann. Sie sind nicht in der Lage, die Liebesenergie über einen längeren Zeitraum hinweg in Fluss zu halten. Weshalb? Nun, damit die Liebesenergie kreisen kann, müssten sie die Knoten lösen und die darin gespeicherte Angst freisetzen, was oft zu Panik, Übelkeit oder gar Momenten führen kann, in denen sie das Trauma noch einmal durchleben. Durchschnittsliebende haben Angst davor, loszulassen und zu *fühlen*. Sie fürchten, verletzt, zurückgewiesen, verlassen, ausgenutzt und betrogen zu werden. Sie fürchten sogar, sich geliebt zu fühlen. Damit die Energie ungehindert durch Körper und Herz fließen kann, müssen wir unsere Ängste jeden Augenblick aufs Neue spüren, annehmen, uns ihnen öffnen und sie lieben. Hingabe ist Liebe, obwohl wir Angst haben.

Das ausgedehnte Liebesspiel ist nicht nur ein Mittel zur Steigerung der körperlichen Lust, obwohl die Grenzenlosigkeit eines langen Liebesspiels weit über das oberflächliche Aufblitzen eines schnellen Orgasmus hinausgeht. Abgesehen von der schieren Lust ist es oft nötig, das Liebesspiel auf fünfundvierzig Minuten oder länger auszudehnen, um Körper und Herz zu öffnen und das volle Potenzial menschlicher Liebe und intimer Vereinigung auszuschöpfen. Andernfalls wirken die Knoten in unseren Körpern und Herzen wie eine Umleitung, die unsere Liebe auf kurze Abstecher in ein oberflächliches Lusterleben reduzieren.

Bemühen Sie sich, den Geschlechtsverkehr einen Monat lang mindestens einmal die Woche auf fünfundvierzig Minuten oder länger auszudehnen. Variieren Sie Art und Tiefe Ihrer Bewegungen sowie die Stellung, damit der Körper entspannt und offen bleibt. Setzen Sie die Atemtechniken ein und spannen Sie den Beckenboden an (diese Technik wurde bereits kurz dargestellt und wird in Teil vier des Buches noch ausführlicher untersucht), um die Energie vollständig zu lenken und Orgasmen zu umgehen, die zur Ejakulation führen oder Sie schwächen können.

Achten Sie darauf, die auftretenden Symptome nicht falsch zu deuten. Manchmal weisen Vaginalschmerzen oder der Verlust der Erektion darauf hin, dass an emotionalen Blockaden gerüttelt wird. Gehen Sie nicht automatisch davon aus, ein derartiges Unbehagen oder mangelndes Interesse bedeute, Sie müssten das Liebesspiel einstellen. Fahren Sie vielmehr einfühlsam und vorsichtig fort, sich zu lieben und die Energie durch Ihre Ängste und Verspannungen strömen zu lassen.

Tun Sie Ihr Bestes, um während des Liebesspiels wirklich alle Gefühle vollständig zu spüren und auszudrücken. Haben Sie keine Angst, auch den absonderlichsten Gefühlen Ausdruck zu verleihen. Es kann sein, dass Sie sich dabei ertappen, wie Sie mit Sätzen wie »Ich hasse dich!«, »Bring mich um!«, »Du kannst mich mal!« oder emotional aufgeladenen und vermeintlich negativen Ausdrücken um sich werfen. Spüren Sie Ihre Gefühle ganz und gar, setzen Sie das Liebesspiel fort und nehmen Sie alle Empfindungen, die zum Vorschein kommen, liebevoll an. Fühlen Sie sich gleichzeitig in das Herz Ihres Partners ein und lassen Ihre Energie durch alle Knoten sickern, auf die Sie stoßen, bis sie sich lösen und vollständig entwirrt sind. Stellen Sie sicher, dass Sie und Ihr Partner die Möglichkeit haben, einander mitzuteilen, wann es zu viel wird, für den Fall, dass Sie eine Grenze erreichen, durch die zu atmen und zu lieben Sie noch nicht bereit sind.

Nach Wochen oder Monaten ausgedehnter Liebesspiele, in denen Sie sich darin üben, den Geschlechtsverkehr trotz der Knoten auf Ihrem Weg fortzusetzen, wird Ihr Körper emotional viel offener sein. Die sexuelle Energie wird voller und ungehinderter fließen, ohne von Blockaden gehemmt zu werden. Der freie Fluss der Energie und die emotionale Offenheit helfen

Ihnen, sich der wahren Tiefe Ihres Seins stets völlig bewusst zu bleiben, statt von den Knoten in Ihren Gedanken, Ängsten und Wünschen ausgebremst zu werden.

Während Sie immer müheloser in der wahren Tiefe Ihres Seins ruhen, wird die sexuelle Spannung von einer spirituellen Tiefe abgelöst. Die unendliche Leichtigkeit des Seins wird selbst inmitten des leidenschaftlichen Liebesspiels immer offensichtlicher.

Frei von chronischer Anspannung, sind Ihre Energie und Ihr Bewusstsein sehr viel eher bereit, das Training fortzusetzen. Sie sind in der Lage, alle Gefühle zu lieben, die da kommen und gehen, und sich schneller und ausdauernder durch Ihre Blockaden hindurch und in das Herz Ihres Partners einzufühlen. Sex wird zu einer fortlaufenden, bewussten Begegnung des ganzen Körpers mit einer tiefen Leichtigkeit und Gelöstheit des Seins, zu einer vertrauensvollen Vereinigung mit Ihrem Partner – unabhängig von den Irrungen und Wirrungen, die Körper und Gefühle gerade durchleben. Ihre Fähigkeiten erblühen auch inmitten dieses Durcheinanders.

Das Leuchten der sexuellen Glut wird nicht von den Verwirrungen der Blockaden gedämpft, sondern durchdringt sie mit seiner Helligkeit – mit glühender, grenzenloser Liebe. Ihre Knoten verlieren an Substanz, ebenso wie Ihre Kanten. Sie und Ihr Partner werden zu einem einzigen Herzen verschmolzen und explodieren mit Lichtgeschwindigkeit in alle Richtungen.

TEIL VIER
Übungen

Spontane Offenheit und Können gehen Hand in Hand, wenn es darum geht, die Freuden einer erleuchteten Sexualität zu erschließen. Dieser Teil des Buches enthält Übungen, die den natürlichen Energiefluss im Körper wiederherstellen, damit die Liebe Sie durchströmen kann, wie es ihr beliebt. Die vorliegenden Übungen sind in gewissem Sinne allgemeingültig, da sie seit Jahrtausenden auf der ganzen Welt immer wieder neu entdeckt werden – in China, Tibet, Japan, Indien, Europa sowie Nord-, Süd- und Mittelamerika. Damit die Übungen ihre Wirkung entfalten können, müssen auch Sie selbst sie immer wieder neu entdecken. Setzen Sie sich auf der Grundlage eigener Erkenntnisse immer wieder neu mit ihnen auseinander. Machen Sie sich die Übungen ganz zu eigen.

Die Übungen funktionieren, aber Sie müssen sie *machen*. Ganz besonders dann, wenn oberflächliche Gewohnheiten wie Blockieren und Verschließen versuchen, die Kontrolle über Ihre tiefe Liebe zurückzuerobern. Es ist wichtig, mit diesen Übungen zu spielen, sie mit viel Fingerspitzengefühl so fein abzustimmen, dass sie Ihre ganz speziellen Knoten lösen und den natürlichen Fluss der Sexualenergie wiederherstellen können. Damit Sie mit den Übungen bestmögliche Ergebnisse erzielen, brauchen Sie

Durchhaltevermögen, Selbstdisziplin und eine gewisse Leichtigkeit, mit der Sie sich den Übungen immer wieder neu widmen. Freude am Tun und ein wenig Intuition tun das Übrige.

Beachten Sie beim Üben das folgende Prinzip: Die *Stärke* der sexuellen Energie, die zwischen den Liebenden fließt, wird für gewöhnlich dadurch bestimmt, wie offen der feminine Partner für Liebe und Lust ist. Welche *Tiefe* der sexuelle Energiefluss zwischen den Liebenden erreicht, wird für gewöhnlich von der Fähigkeit des maskulinen Partners beeinflusst, Energie bewusst in Fluss zu bringen.

Das heißt, die sexuelle Energie selbst – ihr Geschmack, ihre Beschaffenheit und Kraft – ist eine feminine Gabe. Wohin sie indessen gelenkt und wie sie eingesetzt wird, ist eine maskuline Gabe. Natürlich kann jeder Mensch im Lauf der Zeit wählen, wann er seine eher maskulinen und wann er seine eher femininen sexuellen Gaben darbringen möchte – und das unabhängig davon, ob es sich um einen Mann oder eine Frau handelt, ob der Betreffende homo- oder heterosexuell ist.

Wenn die ungehemmte Lust nicht rückhaltlos durch den Körper des femininen Partners zum Ausdruck kommen kann, wird Sex zu einer kühlen, spießigen und langweiligen Angelegenheit. Wenn der maskuline Partner das Paar nicht zu tieferen Offenbarungen der Liebe, Hingabe und Verbindung mit dem Göttlichen führt, wird das sexuelle Erleben frustrierend, dilettantisch, ja sogar jämmerlich. Sein wahres Potenzial bleibt nur angedeutet.

Jeder Mensch trägt sowohl die maskulinen als auch die femininen Fähigkeiten in sich. Deshalb kann jeder Mensch die sexuelle Energie sowohl *steigern* (feminin) als auch in bestimmte Bahnen *lenken* (maskulin). Doch im Augenblick der sexuellen Vereinigung spielt für gewöhnlich einer der Partner die eher feminine Rolle strahlender Kraft, der andere die eher maskuline Rolle von Präsenz und Zielorientierung. Der eine Partner lockt, der andere lenkt. Wenn diese sexuelle Polarität sowohl in homosexuellen als auch in heterosexuellen Beziehungen verleugnet oder unterdrückt wird, verliert das Liebesspiel an Leidenschaft und Tiefe.

Wenn die genannten Übungen den Weg aus dem Buch in Ihr Bett finden, geschieht unter Umständen etwas Seltsames. Wenn die sexuelle Energie wächst, kann der feminine Partner die Übungen vergessen, die Sie doch beide machen wollten. Wenn die Liebe Ihre Herzen einer immer größeren Freude und unerträglichen Lust öffnet, schwelgt der feminine Partner zu sehr in Ekstase, um sich allzu große Gedanken über die technisch korrekte Atmung und Energiezirkulation zu machen.

Zum Glück passt das ganz wunderbar, denn der maskuline Anteil des Menschen genießt es normalerweise, Techniken für persönliches Wachstum zu vertiefen und zu perfektionieren. Wenn der männliche Partner beim Sex konzentriert übt und sich dabei um Gegenwärtigkeit, Empfindsamkeit, Glück und Können bemüht, wird sich der feminine Partner (sofern er offen genug ist) meist mühelos auf dieselbe Ebene einschwingen. Folglich gilt in der Sexualität: Wenn die Partner einander liebevoll respektieren, achten und vertrauen, fließt das Feminine, wohin das Maskuline geht.

Wenn Sie die feminine Rolle spielen, brauchen Sie sich deshalb keine Sorgen zu machen, wenn Sie beim Sex so in Verzückung geraten, dass Sie darüber die beschriebenen Atemübungen vergessen. Entspannen Sie sich einfach in die natürliche Lust des Körpers hinein. Zeigen Sie Ihrem Partner Ihr Vertrauen und Ihre Lust, wenn er die Übungen ordentlich macht, und halten Sie mit dem Ausdruck von Schmerz oder Langeweile andernfalls nicht hinterm Berg. Öffnen Sie sich Ihrer Liebe. Öffnen Sie sich der Liebe des Partners. Und öffnen Sie sich schließlich um der Liebe selbst willen. Üben Sie sich darin, Ihren ganzen Körper mit jedem Atemzug neu mit Liebe und Energie zu füllen. Geben Sie sich vollkommen hin und lassen Sie sich von der Liebe lenken und atmen. Die Liebe strömt, wohin sie will.

Anfangs mögen Ihnen die Übungen vielleicht kompliziert vorkommen, aber mit etwas Praxis werden sie ganz leicht. Es ist wie mit dem Autofahren. Zuerst sind Sie von den vielen Details überwältigt. Wie können Sie auf die Straße vor sich achten, wenn Sie gleichzeitig in den Rückspiegel sehen und wissen müssen, ob die Straßen rechts und links von Ihnen frei sind, ein Auge auf Tacho und Benzinanzeige haben sollen und herausfinden müssen, wann man Gas gibt und wann man bremst? Und Gott bewahre, sollten Sie dann auch noch gezwungen sein, den Umgang mit Kupplung und Gangschaltung zu erlernen! Doch nachdem Sie ein wenig geübt haben, klappt das, was zuerst so kompliziert erschien, so gut wie mühelos. So ist es auch mit den Übungen für die Sexualenergie.

Machen Sie die Übungen, so gut Sie können und so genau Sie sich erinnern, und lesen Sie noch einmal nach, ehe Sie erneut Gelegenheit zum Üben haben. Üben Sie und lesen Sie nach, üben Sie und lesen Sie. Mit der Zeit werden Sie über die hier beschriebenen Grundübungen hinausgehen können, weil sie Ihnen so leicht und mühelos vorkommen.

27.
Wie Sie mit dem Atem den Kreislauf exueller Energie bilden

Die meisten Menschen verstehen unter Sex die Stimulation der Geschlechtsorgane, um sich Lust zu bereiten. Wenn die Intensität der Energie dann einen gewissen Punkt überschreitet, können die meisten Menschen sie nicht mehr ertragen und setzen sie in einem Orgasmus frei.

Dies ist eine sehr primitive und unterentwickelte Form der Sexualität, aber sie ist den meisten am besten vertraut. Dabei hat man häufig den Eindruck, als wolle die sexuelle Energie nach unten und aus dem Körper hinausströmen. Frauen sammeln die Energie meist, ehe sie in Wellen freigesetzt wird. Unkontrollierbare Zuckungen und Wellen der Erleichterung lassen ihre Geschlechtsorgane und Hüften erschauern. Bei den meisten Männern steigert sich die Energie in den Geschlechtsorganen, um sich daraufhin in einer explosionsartigen Ejakulation zu entladen.

Um dieses primitive Auf und Ab aus Stimulation und Entspannung hinter sich zu lassen, können Sie lernen, innere Blockaden zu beseitigen, sehr viel höhere Lustpegel auszuhalten als je zuvor und die sexuelle Energie so in Fluss zu bringen, dass der Orgasmus den ganzen Körper erfasst und das Energiereservoir füllt, statt es zu leeren. Wenn Sie das lernen möchten, besteht der erste Schritt darin, die eigene sexuelle Energie ungehindert strömen zu lassen.

Wie bereits im ersten Teil dieses Buches beschrieben wurde, fließt die kreisende Energie in einem Hauptkanal an der Rückseite des Körpers nach oben und an der Vorderseite nach unten, wenn Ihr natürliches System offen ist. Beim Sex fließt die Energie, die Ihre Geschlechtsorgane füllt, wieder zurück und an der Wirbelsäule entlang nach oben durch den Kopf, um an der Körpervorderseite durch Zunge, Hals, Herz, Solarplexus und Bauch erneut nach unten in die Geschlechtsorgane zu strömen. Damit schließt sich der Kreis.

Wenn Sie erleuchteten Sex praktizieren, können Sie lernen, intensivere Genitalorgasmen, Wirbelsäulenorgasmen, Kopf-, Herz- und Ganzkörperorgasmen zu erleben. Sie können die innere Energie so sehr steigern, dass Sie von einem Licht erfüllt werden, das Ihnen ein sehr viel größeres Entzücken beschert, als der typische klitorale Orgasmus oder der Orgasmus mit Ejakulation das kann. Sie werden in der Lage sein, sich beim Sex rückhaltlos hinzugeben, stundenlang in großer Liebe zu vergehen, so dass das Gefühl der Getrenntheit in der Kraft der Liebe dahinschmilzt, die das Universum bewegt. Sex kann helfen, Körper und Geist von einschränkenden Gewohnheiten zu befreien, so dass Sie Ihr Herz öffnen und seine tiefste, strahlendste Wahrheit erkennen und darauf brennen, Ihre Gaben den lieben langen Tag bei der Arbeit, in Ihren Beziehungen und in der Meditation zu verschenken.

Wir werden uns Schritt für Schritt ansehen, mit welchen Techniken Sie die Sexualenergie in ihrem natürlichen Kreislauf fließen lassen können.

Es ist in Ordnung, wenn Sie mit diesen Übungen beginnen,

während Ihr Partner Sie mit der Hand stimuliert oder Geschlechtsverkehr mit Ihnen hat. Allerdings lassen sich die Übungen oft leichter erlernen, wenn Sie sich zunächst selbst stimulieren. Später können Sie die Übungen auch während des Liebesspiels mit Ihrem Partner machen.

Bemühen Sie sich zuerst darum, ein Gespür für Ihre innere Energie an sich zu entwickeln und den Körper so weit wie möglich zu entspannen. Körperliche Anspannung verringert den Energiefluss und lässt die feinen Strömungen und Bewegungen undeutlich werden, die Sie spüren müssen, wenn Sie die sexuelle Energie kunstvoll kreisen lassen möchten. *Atmen Sie kräftig und tief.* Wie wir sehen werden, können Sie die Energie mit Hilfe des Atems steigern und lenken. Üben Sie zu Beginn jedoch nur, immer weiter tief durchzuatmen, während Sie sich stimulieren, damit die Energie in Ihrem Körper ungehindert fließt.

Konzentrieren Sie sich beim Masturbieren darauf, zu spüren, wie die Energie in Ihrem Unterleib zunimmt. Woher kommt diese sexuelle Energie? Wo wird sie »gespeichert«? Können Sie ihre Beschaffenheit erspüren und feststellen, in welche Richtung sie fließt? Ist sie spitz, heiß oder kühl, pulsiert sie oder fließt sie gleichmäßig? Füllt sie Ihren ganzen Unterleib oder nur Ihre Geschlechtsorgane?

Wenn Sie sich dem Orgasmus nähern, spüren Sie vielleicht, wie die Energie sich mit orgastischem Zucken entladen und aus Ihren Geschlechtsorganen hinausfließen möchte. Lassen Sie diese lustvolle Energieentladung nach unten und über die Geschlechtsorgane nicht zu, sondern üben Sie stattdessen, den Fluss umzukehren und die Energie aus Ihren Genitalien an der

Wirbelsäule nach oben steigen zu lassen. Masturbieren Sie deshalb vorerst nicht bis zum Orgasmus.

Machen Sie sich keine Gedanken, wenn Sie die Feinheiten Ihres inneren sexuellen Energieflusses nicht spüren. Manche Menschen sind dafür empfänglicher als andere. Sie können unterscheiden, ob es sich um ein Kribbeln oder um einen Fluss handelt, ob die Energie nach oben oder nach unten strömt. Andere Menschen merken nur, ob sie sexuell erregt sind oder ob das Ganze sie kaltlässt. Jeder Mensch kann durch Üben sein Gespür für den Fluss der Sexualenergie verbessern. Machen Sie sich unterdessen keine Sorgen, wenn Ihnen die Feinheiten dieses Flusses noch entgehen. Die Übungen wirken trotzdem.

28.
Lenken Sie genitale Energie mit Hilfe des Atems nach oben

Spüren Sie beim Masturbieren (oder beim Sex mit Ihrem Partner), wie die Energie in Ihrem Unterleib zunimmt. Wenn die sexuelle Energie sehr stark geworden ist, aber noch lange, bevor Sie normalerweise einen Orgasmus hätten, spannen Sie die Beckenbodenmuskulatur an – dazu gehören Geschlechtsorgane, Perineum und Anus – und ziehen Sie sie nach oben. (Das Perineum ist der Bereich zwischen Anus und Geschlechtsorganen, der Damm.)

Spannen Sie die Muskeln der Geschlechtsorgane, des Perineums und des Anus an oder ziehen Sie sie zusammen, als wollten Sie beim Wasserlassen den Urinstrahl stoppen. Dieses Hochziehen des Beckenbodens heißt im Yoga *mula bandha.* Es gibt zahlreiche medizinische oder therapeutische Begriffe dafür, unter anderem »PC-Übungen« [weil sie den pubococcygealen Muskel mit einbeziehen] oder Kegelübungen [nach Dr. Kegel].

Sie spannen die Muskulatur also nicht nur an, sondern ziehen zugleich den gesamten Beckenboden nach oben. Für einen Mann fühlt sich das möglicherweise an, als wolle er die Hoden in Richtung Körper ziehen. Für eine Frau kann es sich anfühlen, als wolle sie ein Ei vom Scheideneingang zum Gebärmutterhals pressen, oder wie ein Fahrstuhl, der nach oben fährt.

Es gibt zwei Grundübungen, um diese Aufwärtsbewegung zu trainieren. Sie können die Beckenbodenmuskulatur erstens anspannen und diese Spannung fünfzehn bis dreißig Sekunden lang halten, während

Sie normal weiteratmen; oder sie zweitens in schneller, rhythmischer Folge anspannen und entspannen. Auch dabei atmen sie normal weiter. Wenn Sie beide Varianten üben, werden Sie sehr schnell Fortschritte machen. Sie können ein paar Minuten am Stück oder drei bis vier Mal am Tag sowie während des Liebesspiels üben. Gönnen Sie sich eine Pause, wenn Sie müde sind, und übertreiben Sie nicht.

Üben Sie diese Aufwärtsbewegung des Beckenbodens auch während der sexuellen Stimulation. Halten Sie die Spannung entweder über einen längeren Zeitraum hinweg oder lassen Sie Anspannung und Entspannung rasch aufeinander folgen. Machen Sie die Übung vor allem dann, wenn sich Ihre Energie steigert und auf den Orgasmus zustrebt. Mit der Zeit werden Sie ein Gespür für den Fluss der Sexualenergie bekommen und allmählich anfangen, die Energie an der Wirbelsäule nach oben zu lenken. Manche Menschen stellen sich vor, wie Licht oder Energie an ihrer Wirbelsäule nach oben fließt. Andere empfinden die Energie körperlich, beispielsweise als Hitze, als Wellen, als kribbelnden Schauer oder Champagnerbläschen, die an der Wirbelsäule nach oben steigen.

Atmen Sie durch die Nase, während Sie den Beckenboden anspannen und spüren, wie die Energie mit der sanften Kraft des ausströmenden Atems aus den Geschlechtsorganen zurückfließt und an der Wirbelsäule nach oben steigt.

Üben Sie, den Atem beim *Ausatmen* an der Wirbelsäule nach oben steigen zu lassen. Üben Sie aber auch, den Atem beim *Einatmen* an der Wirbelsäule entlang nach oben zu schicken. Entwickeln Sie ein Gespür dafür, was wann am besten bei Ihnen funktioniert. Die Energie fließt jedoch stets in einem Kreis, der an der Wirbelsäule nach oben und über die Körpervorderseite nach unten führt – ganz egal, wie Sie diesen Kreislauf mit Ihrem Atem abstimmen.

Wenn Sie üben, den Atem kurz vor dem Orgasmus an der Wirbelsäule aufsteigen zu lassen und den Beckenboden anzuspannen, spüren Sie unter Umständen, wie die Orgasmusenergie an Ihrer Wirbelsäule nach oben schießt und strahlend in Ihrem Kopf explodiert, statt über die Geschlechtsorgane entladen zu werden. Ein Kopforgasmus, der durch den ganzen Körper emporgestiegen ist, ist sehr viel lustvoller und verjüngender als ein Orgasmus, der sich auf Ihre Geschlechtsorgane beschränkt.

Bei einem Kopforgasmus hat man das Gefühl, als schieße die sexuelle Energie an der Wirbelsäule entlang nach oben und explodiere als strahlendes Licht in der Mitte des Kopfes. Anschließend fließt sie wie ein heilsamer Regen alles durchdringender Liebe wieder durch den Körper hinab. Manchmal tritt die Energie bei einem Kopforgasmus sogar aus der Schädeldecke aus, und Sie sind nur noch Licht, ehe sie wieder in den Körper eintritt und jede Pore mit lebendigem Entzücken erfüllt.

Die Aufwärtsbewegung des Beckenbodens können Sie nicht nur dann üben, wenn Sie beim Masturbieren und beim Geschlechtsverkehr Energie an der Wirbelsäule nach oben atmen. Sie können den natürlichen Energiefluss – der sich im Kreis an Ihrer Wirbelsäule nach oben, durch den Kopf hindurch und an der Vorderseite des Körpers nach unten bewegt – auch während des Tages auf diese Weise unterstützen. Sie können die Übung machen, während Sie die Straße entlanggehen, im Bett liegen oder an Ihrem Schreibtisch sitzen, ohne dass es jemand merkt.

29.
Atmen Sie die Energie an der Vorderseite des Körpers nach unten

Der natürliche und gesündeste Weg, den Ihre innere Energie nehmen kann, ist, im Kreis zuerst an der Wirbelsäule nach oben und anschließend an der Körpervorderseite wieder nach unten zu fließen. Wenn sich dieser Fluss umkehrt, spüren Sie, wie die Energie an der Vorderseite des Körpers nach oben strömt. Ein umgekehrter Energiefluss kann auf verschiedene Weise zum Ausdruck kommen:

- Wenn Sie wütend werden, kann es sein, dass Ihr Gesicht sich rötet, Ihre Augen hervortreten und Ihr Kopf sich anfühlt, als wolle er gleich explodieren.
- Es kann vorkommen, dass Sie nervös werden und feststellen, dass Sie immerzu vor sich hinplappern und gar nicht wieder aufhören können.
- Vielleicht verfallen Sie von Zeit zu Zeit in Sorge, grübeln und denken nach, und sind vielleicht nicht in der Lage, eine Erektion zu halten oder erregungsfeucht zu werden und sich zu entspannen.
- Wenn die Energie an der Körpervorderseite nach oben fließt, kann sich das auch in Form von Verdauungsproblemen, einem verspannten Kiefer und Kopfschmerzen bemerkbar machen.

Fließt Ihre Energie auf natürliche Weise – also an der Vorderseite des Körpers nach unten –, entspannt sich der Kopf. Bauch und Unterleib füllen sich mit Energie. Das steigert Ihre sexuelle Lebenskraft, und Sie gewinnen im Laufe des Tages an innerer Stärke. Innere Stärke ist die Fähigkeit, trotz der Herausforderungen, denen Sie sich im Leben und in der Beziehung vielleicht stellen müssen, kreativ zu handeln. Wahre innere Stärke ist eine Kraft der Liebe. Sie entspricht Ihrer Fähigkeit, die Welt oder eine Beziehung mit Liebe zu erfüllen, auch wenn sie sich gerade durch Angst oder Abwehr auszeichnet.

Um Ihre sexuellen Fähigkeiten und Ihre innere Kraft zu steigern, sollten Sie im Laufe des Tages mehrmals üben, die Energie an der Vorderseite des Körpers nach unten zu ziehen, während Sie sitzen, stehen, spazieren gehen oder liegen. Oft fällt der Anfang am leichtesten, wenn Sie auf dem Rücken liegen, die Hände auf den Bauch legen, die Knie anwinkeln und die Füße flach auf den Boden stellen.

Für die meisten Menschen ist es am besten, wenn sie beim *Einatmen* durch die Nase die Energie an der Körpervorderseite nach unten ziehen. (Probieren Sie auch aus, die Energie beim *Ausatmen* an der Körpervorderseite nach unten zu ziehen. So können Sie feststellen, welche Variante bei Ihnen am besten funktioniert.) *Spüren Sie beim Einatmen, wie die Energie an der Vorderseite nach unten gezogen wird, von der Schädeldecke bis hinunter in den Bauch und in die Geschlechtsorgane.* Bei jedem Atemzug darf sich der Bauch ausdehnen, als sei er mit Energie schwanger. Anschließend kann er sich leicht zusammenziehen, während Sie die Energie an der Wirbelsäule entlang nach oben atmen.

Sofern Sie keine anderslautenden Anweisungen bekommen, bleibt der Mund geschlossen, die Zungenspitze ruht leicht am Gaumen, und Sie atmen durch die Nase ein und aus. Die Zunge bildet eine Brücke, damit die Energie durch den Kopf hindurch und an der Körpervorderseite nach unten fließen kann: durch Hals, Herz, Solarplexus, Bauch und Geschlechtsorgane.

Während sich der Bauch beim Einatmen ausdehnt und Sie die Energie an der Vorderseite des Körpers nach unten ziehen, fühlt es sich an, als würde Energie in Ihre Geschlechtsorgane und in Ihren Unterleib fließen und sich dort sammeln. Es ist, als würden Sie eine Batterie im Unterleib aufladen. Nach Wochen des Übens werden Sie vielleicht allein dadurch in der Lage sein, Ihre Geschlechtsorgane zu reizen oder Ihre innere Kraft so zu beleben, dass Sie die Energie beim Einatmen bewusst an der Vorderseite des Körpers nach unten ziehen.

Sie können auch Ihren Partner dabei unterstützen, beim Einatmen Energie über die Körpervorderseite nach unten zu ziehen.

Beginnen Sie damit, dass Ihr Partner sich auf den Rücken legt, die Knie anwinkelt und die Füße flach auf den Boden stellt. Legen Sie Ihre Hand knapp unterhalb des Nabels auf seinen Bauch, so dass Ihre Handfläche auf ihm ruht. Lassen Sie die Hand leicht vibrieren oder reiben Sie seinen Unterleib mit kreisenden Bewegungen. Das hilft ihm, den Bauch zu entspannen und weich zu machen. Massieren Sie den Bauch Ihres Partners zärtlich und leiten Sie ihn dabei dazu an, beim Einatmen Atem und Energie an der Vorderseite des Körpers nach unten zu ziehen und den Bauch damit zu füllen. Beim Einatmen sollte Luft in den Bauch Ihres Partners strömen und Ihre Hand anheben, während er sich gleichzeitig mit Energie füllt und groß und rund dabei wird.

Wenn Sie es beide für angemessen halten, können Sie die Hand vom Bauch Ihres Partners nehmen und zu seinen Genitalien wandern lassen. Die zärtliche Berührung seiner Geschlechtsorgane kann ihn daran erinnern, die eingeatmete Atemenergie an der Vorderseite des Körpers in den Unterleib und bis in die Geschlechtsorgane und zum Beckenboden zu ziehen.

Sie können Ihren Partner auch unterstützen, Energie an der Körpervorderseite nach unten fließen zu lassen, indem Sie beim Sex oder zu anderer Gelegenheit mit den Händen über den Körper streichen, vom Herzen bis zum Unterleib. Sie können diese Technik anwenden, wenn sich das Gesicht des Partners vor Wut rötet oder ihm die Leidenschaft an der Körpervorderseite »gegen den Strich« zu Kopfe steigt. Sie können diese heiße Energie schnell in die richtigen Abwärtsbahnen lenken, wenn Sie liebevoll an der Körpervorderseite nach unten streichen, als wollten Sie die Energie dazu bringen, sich wie ein Wasserfall aus flüssiger Lava über die Körpervorderseite nach unten zu ergießen, statt dort wie eine heiße Quelle nach oben zu sprudeln.

Wenn Sie üben, Energie mit Hilfe des Atems an der Vorderseite des Körpers nach unten zu lenken, werden Sie mit der Zeit feststellen, dass ein Kraftzentrum in Ihrem Bauch heranwächst. Während Sie mit der richtigen Atmung Energie in Ihrem Bauch sammeln, können Sie die Hindernisse in Ihrem Alltag energiegeladener angehen und Ihre Gaben sanft, aber beharrlich, mit Humor und emotionaler Ausdauer darbringen. Sie werden heilende Energie übertragen können, indem Sie sie durch Herz,

Hände und Geschlechtsorgane leiten. Sie werden Ihren Liebespartner mit großer sexueller Kraft, Sanftheit, Ausdauer und liebevoller Hingabe annehmen können.

So paradox es klingen mag: Die meisten Menschen müssen den Körper stärken, ehe sie sich völlig hingeben können. Sobald Sie an innerer Stärke gewonnen haben und die Körpermitte voller Lebenskraft ist, können Sie sich ohne Furcht körperlich und emotional entspannen. Sie können die Schutzwälle niederreißen, die Ihr Herz umgeben, in der Gewissheit, dass Ihre Hingabe aus Gelöstheit und Stärke, nicht aus Schwäche geboren ist.

Während Sie an innerer Stärke gewinnen, entdecken Sie eine gewisse Kontinuität der Energie: Die Lebenskraft, die Sie mit dem Atem durch Ihren Körper lenken, ist dieselbe grenzenlose Urkraft, von der Sie überall umgeben sind und die auch durch Ihren Partner fließt. Indem Sie sich hingeben, indem Sie sich der Liebe öffnen und den Energiefluss während des Liebesspiels erhöhen, öffnen Sie sich einem grenzenlosen und universellen Energiefluss, der durch den Körper zirkuliert.

Wahre Hingabe ist wahre Kraft: Die Liebeskraft, die das Universum bewegt, ist auch die Liebeskraft, die Sie atmen und die Ihr Herz schlagen lässt. Wenn die Angst verschwindet, werden Sie sich nicht mehr von diesem einen Urstrom abspalten. Die Liebe ist der nahtlose Übergang zur unendlichen Lebenskraft, die Einheit des Seins ohne Trennung. Sich sexuell zu öffnen heißt, sich der Fülle des Lebens selbst zu öffnen. Und die Liebe ist der Schlüssel dazu. Doch um der Liebe vertrauen zu können, müssen Sie stark genug sein, sich zu entspannen.

Wenn Sie die Energie an der Vorderseite des Körpers nach unten atmen, verleiht Ihnen das mehr sexuelle Kraft und innere Stärke und ermöglicht es Ihnen so, sich der Liebe noch tiefer hinzugeben. Es bringt aber auch rastlose Gedanken und aufgewühlte Gefühle wieder zur Ruhe. Ihr Gesicht, Kiefer, Herz und Bauch weiten und entspannen sich im natürlichen Abwärtsfluss der Energie. Unnützes Geschwätz lässt nach, Wut wird besänftigt, Spannungen werden gelindert. Wenn Sie üben, den gesamten inneren Energiekreislauf zu öffnen, die Energie an der Wirbelsäule nach oben und an der Körpervorderseite nach unten zu atmen, erzeugen Sie auf natürliche Weise das richtige Gleichgewicht für ein Leben voller Vitalität und Entspannung, voller transzendentem Entzücken. Ein Leben, das sowohl in sexuellen Augenblicken als auch im Alltag ein Ausdruck der Liebe ist.

30.
Den Beckenboden versiegeln

Der natürliche Kreislauf sexueller Energie verläuft von den Geschlechtsorganen an der Wirbelsäule nach oben zum Kopf, durch den Kopf hindurch und an der Vorderseite wieder nach unten zum Beckenboden. Sie können lernen, den gesamten Beckenboden – einschließlich der Geschlechtsorgane, des Perineums (des Dammes) und des Anus – sowohl beim Sex als auch während des Tages zu versiegeln, so dass die gesteigerte Energie nicht an der Basis heraussickert.

Um den Beckenboden zu versiegeln und die erhöhte sexuelle Energie an der Wirbelsäule nach oben steigen zu lassen, müssen Sie zunächst die Muskeln von Anus, Perineum und Geschlechtsorganen wie bereits beschrieben anspannen. Später bleiben Po und Anus lockerer, und Sie bauen nur noch eine leichte Aufwärtsspannung im Bereich der Genitalien und des Perineums auf. Im Laufe der Zeit wird auch diese leichte Spannung immer schwächer, und das bewusste Anspannen der Körpermuskulatur verwandelt sich in eine Art innere Vorstellung. Sie spüren nur noch, wie die Energie aus den Geschlechtsorganen an der Wirbelsäule entlang nach oben steigt, und unterstützen dies geistig mit der Absicht. Irgendwann läuft all das ganz spontan ab.

Wenn Sie mit dem Üben anfangen, hilft die Aufwärtsspannung in der Beckenbodenmuskulatur, die Energie im natürlichen Kreislaufsystem des Körpers zu halten, so dass Sie sowohl beim Sex als auch während des Tages an der Wirbelsäule nach oben und an der Körpervorderseite nach unten läuft. Während Sie beim Üben zunehmend Fortschritte machen und Ihr Gespür sich verbessert, werden Sie ganz automatisch weitere Möglichkeiten entdecken, wie Sie den Beckenboden bewusst einsetzen können:

1. *Lernen Sie, Energie von Ihrem Beckenboden abprallen und nach oben schnellen zu lassen.* Sie können diese Übung machen, während Sie masturbieren, mit Ihrem Partner schlafen oder auch sonst. Ziehen Sie den Atem mehrere Zyklen lang weit über die Körpervorderseite nach unten (jeder Zyklus besteht aus Ein- und Ausatmen) und spüren Sie, wie sich die Energie im Unterleib und im Bereich der Geschlechtsorgane sammelt.

Wenn Ihr Bauch sich voll anfühlt, ziehen Sie die Energie beim Einatmen kräftig bis zum Beckenboden hinunter. Atmen Sie anschließend genauso kräftig aus, spannen Sie dabei die Beckenbodenmuskulatur an und lassen Sie die Energie an der Wirbelsäule nach oben schnellen. Der angespannte Beckenboden lässt die Energie wie ein Trampolin nach oben schnalzen.

Zuerst sollten Sie erspüren lernen, wie die Energie an der Wirbelsäule nach oben steigt, und vielleicht einen angenehm leichten Druck im Kopf wahrnehmen. Später kann es sein, dass die nach oben schießende Energie wie ein buntes Feuerwerk in Ihrem Kopf explodiert oder gar in einer Woge des Entzückens aus dem Kopf herausschießt, ehe sie als erhabener Druck der Liebe wieder in den Körper hinabsinkt. Beim Üben kann es vorkommen, dass Ihr Kopf sich weitet und sich anfühlt, als werde sein Inneres nach außen gestülpt. Entspannen Sie sich einfach, atmen Sie tief und verschenken Sie Ihre Liebe mit dem ganzen Körper – auch während ungewöhnlicher Erfahrungen wie dieser.

2. *Wenn Sie die Energie im eigenen Körper lenken können, üben Sie, sie vom eigenen Beckenboden abprallen und an der Wirbelsäule des Partners nach oben schnellen zu lassen.* Atmen Sie während des Geschlechtsverkehrs mehrmals langsam und tief ein und ziehen Sie die Energie an der Vorderseite des Körpers nach unten, um sie in Bauch und Genitalbereich zu sammeln. Atmen Sie kräftig aus, spannen Sie dabei die Beckenbodenmuskulatur an und lassen Sie die Energie durch schiere Absicht und Ihrer Vorstellungskraft durch die Geschlechtsorgane *an der Wirbelsäule Ihres Partners* nach oben schnellen. *Denken Sie daran, dass Sie diese Energie beim Einatmen auch wieder an der Körpervorderseite des Partners herabziehen müssen.* Auf diese Weise schließen Sie den Energiekreislauf in seinem Körper.

Sie können bei dieser Übung *visualisieren*, wie die Energie aus Ihrem Genitalbereich an der Wirbelsäule des Partners nach oben steigt. Vielleicht können Sie sogar *spüren*, wie die Energie an der Vorderseite Ihres Körpers nach unten fließt, am Beckenboden abprallt, in Ihren Partner ein- und in ihm nach oben strömt. Solange Sie noch lernen, den inneren Energiefluss wahrzunehmen, genügt es, wenn Sie sich einfach nur *vorstellen*, wie die Energie mit Ihrem Atem und der trampolinartigen Bewegung Ihres Beckenbodens an der Wirbelsäule des Partners aufsteigt.

Sie können diese Technik beim Sex anwenden oder wenn Sie

Ihren Partner bekleidet umarmen. Anfangs spürt er vielleicht noch nicht so viel von Ihrer Energie. Doch sobald Ihnen die Übertragung von Energie besser gelingt, wird Ihr Partner die aufsteigende Energie sehr deutlich wahrnehmen können. Vielleicht schwinden ihm im energetischen Aufwärtsfluss sogar die Sinne, er schließt die Augen, gibt Laute des Entzückens von sich oder erlebt sogar Orgasmen in den Geschlechtsorganen, im Herzen und im Kopf – ganz gleich, ob Sie gerade Sex haben oder nicht. Alles hängt davon ab, wie viel Energie Sie übertragen können und wie gut Ihr Partner diese Energie empfängt. Üben Sie geduldig, denn es kann Monate (oder auch nur Wochen oder Stunden) dauern, die entsprechenden Fähigkeiten zu entwickeln.

Zunächst sollten Sie und Ihr Partner sich mit dem Üben abwechseln, während der jeweils andere die Rolle des Empfängers spielt. *Später können Sie zusammen üben, und jeder von Ihnen atmet die Energie an der Wirbelsäule des anderen hinauf und über seine Körpervorderseite wieder hinunter.* Das ist besonders wirkungsvoll, um tiefsitzende Energieblockaden zu lösen und dem Kreislauf Ihrer inneren Lebenskraft seine Leichtigkeit und Fülle zurückzugeben.

3. Achten Sie im Laufe des Tages darauf, ob sich Ihr Beckenboden »offen« anfühlt, so als würde Energie durchsickern. *Wenn Ihr Beckenboden energetisch durchlässig ist, sollten Sie dem Durchsickern von Energie mit mehreren starken Muskelkontraktionen ein Ende machen.* Der Bereich Ihrer Genitalien oder Ihres Anus kann sich zum Beispiel unmittelbar nach dem Toilettenbesuch offen oder

durchlässig anfühlen. Wenn das der Fall ist, ziehen Sie den Beckenboden nach der Toilettenbenutzung mehrmals kräftig nach oben. Atmen Sie tief ein, spannen Sie die Beckenbodenmuskulatur an, halten Sie den Atem einen Augenblick an, entspannen Sie den Beckenboden wieder und atmen Sie aus. Sie sollten darauf hinarbeiten, die Anspannung über mehrere Zyklen aus Ein- und Ausatmung hinweg zu halten, ehe Sie sich wieder entspannen.

4. *Wenn Sie im Laufe des Tages müde werden, können Sie Ihrem Körper neuen Schwung verleihen, indem Sie die Energie mit mehreren tiefen Atemzügen in Ihren Bauch, in Ihren Genitalbereich und bis hinunter zum Beckenboden fließen lassen. Anschließend können Sie diese Energie nach oben durch Ihren ganzen Körper strömen lassen, indem Sie beim Ausatmen die Beckenbodenmuskulatur anspannen und die Energie nach oben schnellen lassen.* (Auch hier wird der eine oder andere beim Üben feststellen, dass es besser funktioniert, wenn er die Energie beim Einatmen an der Wirbelsäule hinaufschnellen lässt und sie beim Ausatmen an der Vorderseite des Körpers herunterzieht.)

5. Sie können einem Menschen aus der Ferne Energie schicken, um ihn zu heilen oder ihm neue Energie zu schenken, ohne dass ein körperlicher Kontakt stattfindet. Atmen Sie mehrmals kräftig an der Körpervorderseite nach unten, sammeln Sie dabei Energie in Ihrem Unterleib und im Bereich Ihrer Geschlechtsorgane. *Ziehen Sie die Beckenbodenmuskulatur nach oben und schicken Sie die Energie an den Betreffenden. Dieser Vorgang ist eine Mischung aus*

Ausatmen, Visualisieren und gefühlter Absicht. Das heißt, Sie belassen es nicht beim körperlichen Teil der Übung, sondern schicken Ihre Energie zudem mit Ihrer liebevollen Absicht an den Menschen, dem Sie sie übermitteln möchten. Spüren Sie, wie die Energie dem Empfänger Heilung bringt und ihn mit Licht erfüllt. Sobald Sie Energie sammeln und lenken können, werden die Ergebnisse Sie überraschen. Anfangs mögen Ihnen Übungen dieser Art wie Wunschdenken vorkommen, doch mit etwas Training wird die Energieübertragung sowohl für Sie selbst als auch für andere sehr deutlich, wirkungsvoll und greifbar werden.

31. Konzentrieren Sie die Energie in den Weichteilen

Die »weichen Teile« des Körpers sind für die Regulation des sexuellen Energieflusses am wichtigsten. Zu den Weichteilen zählen nicht nur der Anus, die Geschlechtsorgane und das Perineum (der Damm), sondern auch der Hals und die Bauchgegend.

Halsgegend

Wie bereits erwähnt, ist es wichtig, dass Ihre Zungenspitze beim Sex locker am Gaumen ruht, damit der innere Energiekreislauf geschlossen ist und Energie aus dem Kopf ab- und entlang der Brust herabfließen kann. Darüber hinaus kann man mit der Zunge auch den »Verschluss« ganz hinten im Hals regulieren. *Drücken Sie den dicken hinteren Teil der Zunge kräftig nach oben in den weichen Gaumen, der sich weit hinten in der Mundhöhle und in der Nähe des Rachens befindet. Ziehen Sie zugleich die Kehlmuskulatur zusammen.* Wenn Sie diese Übung richtig machen, spüren Sie einen Druck im Kopf.

Experimentieren Sie beim Sex herum, damit Sie wissen, wann der richtige Augenblick für diesen Zungenverschluss gekommen ist, um den Energiefluss verstärkt nach oben zu lenken und die Energie vorübergehend im Kopf zu versiegeln (zum Beispiel bei einem Kopforgasmus). *Denken Sie immer daran, die Energie nach diesem Verschluss mit einem tiefen Atemzug über die Vorderseite des Körpers nach unten zu ziehen und den Bauch heraus-*

zudrücken, damit sie sich nicht im Kopf staut und Schmerzen oder Verspannungen verursacht.

Bauchgegend

Auch der Solarplexus – die weiche Stelle in unserer Körpermitte, direkt unterhalb der Rippen und oberhalb des Nabels – ist ein wichtiger Energieregulator. Der Solarplexus sollte im Allgemeinen vollkommen entspannt sein. Wenn die Energie beim Sex ungehindert durch den ganzen inneren Kreislauf fließt, werden sich der Solarplexus und der ganze Unterleib angenehm voll anfühlen, da sich dieser gesamte Bereich mit der sexuellen Energie füllt, die an der Vorderseite Ihres Körpers nach unten fließt.

Ab und an möchten Sie sich vielleicht auf die an der Wirbelsäule aufsteigende Energie konzentrieren, etwa wenn sich zu viel Energie in Ihren Geschlechtsorganen angesammelt hat oder wenn Sie anstelle eines Genitalorgasmus lieber einen Ganzkörperorgasmus oder einen Kopforgasmus hätten. Es wurde bereits beschrieben, wie Sie in diesem Fall vorgehen müssen und wie Atmung, Ihre Absicht, die Vorstellungskraft und die Aufwärtsbewegung des Beckenbodens dazu beitragen können. An diesem Vorgang können auch der Solarplexus und der ganze restliche Bauch teilhaben. Vor allem dann, wenn der Wunsch nach einem Genitalorgasmus besonders intensiv wird. Wir werden uns zwei grundsätzliche Möglichkeiten ansehen, um Bauch und Solarplexus anzuspannen.

Die erste Methode verstärkt den Aufwärtsfluss, so dass die Energie den ganzen Körper erfüllt. *Lassen Sie beim Einatmen*

Energie an der Wirbelsäule nach oben fließen und spannen Sie gleichzeitig Beckenboden, Bauch und Solarplexus an. Ziehen Sie Bauch und Solarplexus beim Einatmen zunächst ein (das ist das Gegenteil der normalen Bewegung) und anschließend nach oben in Richtung Kopf.

Beim Einatmen werden Bauch und Solarplexus nicht einfach nur angespannt und verhärtet, sondern bilden eine richtige Einbuchtung, die sich mit der Muskelanspannung nach innen und oben wölbt. Denken Sie daran, dass sich Bauch und Solarplexus beim Einatmen normalerweise ausdehnen, während die Energie nach unten strömt und das Körpervordere füllt. Diese Übung, bei der Sie den Bauch beim Einatmen nach innen und nach oben ziehen, ist ein einmaliges Hilfsmittel, um Genitalorgasmen in Ganzkörperorgasmen zu verwandeln.

Es gibt noch eine zweite Möglichkeit, um die genitale Energie wieder ins Gleichgewicht zu bringen, ohne das Liebesspiel unterbrechen zu müssen, einen überstarken Ejakulationsdrang zu verspüren oder einen schwächenden Orgasmus zu haben. Atmen Sie zunächst vollständig aus. Sie müssen so lange ausatmen, bis Sie das Gefühl haben, dass sich keine Luft mehr in Ihrem Körper befindet. Nun halten Sie den Atem an, spannen Beckenboden, Bauch und Solarplexus an und ziehen sie nach innen und nach oben.

Mit anderen Worten, nachdem Sie vollständig ausgeatmet haben, verhindern Sie das erneute Einatmen. Gleichzeitig bauen Sie an der ganzen Körpervorderseite vom Anus bis zu den Rippen eine nach innen und oben gerichtete Spannung auf. Ihr Bauch wird eingesaugt, und der ganze Bereich vom Schambein bis zum Brustbein wölbt sich nach innen. Halten Sie diese Position, solange es Ihnen ohne größere Schwierigkeiten möglich ist. Atmen Sie nicht ein. (Um die Wirkung der Übung noch zu verstärken, können Sie zudem wie beschrieben mit der Zunge einen Druck im Rachen aufbauen.)

Wenn Sie dann irgendwann einatmen müssen, entspannen Sie zuerst die Körpervorderseite. Atmen Sie langsam und tief ein, lassen Sie Bauch und Solarplexus groß, weich und rund werden. Es ist sinnvoll, eine leichte Aufwärtsspannung des Beckenbodens beizubehalten, um die Energie einzuschließen, die beim Einatmen an der Körpervorderseite herabfließt.

Wenn Ihre Lungen leer sind, wenn sich Bauch und Solarplexus nach innen und nach oben wölben, verteilt sich auch die Energie nach oben. Die übermäßige genitale Erregung kann sich mit der Energie ausbreiten, die in Ihrem Körper nach oben fließt.

Lassen Sie auf diese Übung mehrere Atemzyklen folgen, während der Sie tief und kräftig an der Körpervorderseite nach unten und an der Wirbelsäule nach oben atmen und frische Energie ruhig und gleichmäßig fließend kreisen lassen. Die Intensität Ihrer genitalen Energie wird nachlassen, sich im ganzen Körper ausbreiten, ihn erfüllen und sein Inneres zum Strahlen bringen.

Diese Übungen lassen sich am besten erlernen, wenn Sie die Muskeln zunächst kräftig anspannen. Drücken Sie etwa beim Zungenverschluss den breiten hinteren Teil der Zunge fest in den weichen Gaumen hinein. Ziehen Sie Bauch und Solarplexus beim Bauchverschluss unter erheblichem Kraftaufwand nach innen und nach oben. Das erfordert Übung, geht mit der Zeit aber leicht und mühelos. Sie werden sofort spüren, wie sich diese Übungen auf Ihren Energiehaushalt auswirken, und allmählich Ihren ganz eigenen Stil entwickeln, der bei Ihnen am besten funktioniert.

Sobald Sie die Grundübungen beherrschen und gute Erfolge erzielen, können Sie versuchen, die Muskelbeteiligung nach und nach zu reduzieren. *Mit der Zeit wird man das Anspannen der Muskeln von außen immer weniger sehen können, da Sie in der Lage sein werden, die Energie in Ihrem Körper allein mit Ihrer Vorstellungskraft in verschiedene Richtungen zu lenken.* Sie werden sowohl die eigene innere Energie als auch die des Partners spüren und lenken können, indem Sie sehr feine innere Abstimmungen vornehmen, bis alles nur noch Fühlen, Atmen und Absicht ist. Während Sie den inneren Kreislauf Ihres Körpers immer besser erspüren und den sexuellen Energiefluss immer geschickter lenken, müssen sich Ihre Muskeln immer weniger an den Übungen beteiligen.

Später werden Sie den Energiefluss im Körper Ihres Partners ebenso leicht regulieren können wie den eigenen. Wenn sich Ihre Absichten verbinden, können Sie einander gegenseitig Energie schicken, sich damit heilen und noch unerschütterlicher in der ewig gelösten Schönheit bewusster Liebe und strahlender Offenheit ruhen. Mit regelmäßigem Training werden Sie beim Liebesspiel vollständig in dem reglosen Lichtstrahl verschmelzen, während sowohl in Ihrem Körper als auch in dem des Partners alle Kanäle offen und zu einer einzigen Kraft der Liebe verbunden sind.

Zusammenfassung

Erleuchteter Sex ist selten. Selbst wenn wir wissen, wie wir einander lieben müssen, wollen wir es oft nicht tun. Vielleicht geben wir unserem Partner die Schuld und behaupten, er liebe uns nicht, betrüge uns, weise uns ab oder ignoriere uns. Vielleicht geben wir unserem Körper die Schuld und behaupten, wir seien zu müde. Oder wir geben der Welt die Schuld und behaupten, das Leben sei schwer und berge Verletzungen. Vielleicht geben wir dem Universum die Schuld und behaupten, es enthielte uns den richtigen Liebespartner vor – oder unsere Familie und unser Beruf verlangten uns zu viel ab, als dass wir uns dem Erblühen unerträglicher Lust hingeben könnten. Wir sehnen uns nach eben der Fülle und dem Entzücken, das zu verschenken uns stets die Zeit fehlt. Wir klagen über das Leben und geben anderen die Schuld, bis uns klar wird, dass wir in jedem Augenblick *die Urheber* der Liebe sind oder eben auch nicht, genau jetzt.

Schuldzuweisungen sind unnötig. Sie sind auch nicht sinnvoll. Wir verschenken unsere Liebe, oder wir tun es nicht.

Stellen Sie sich vor, Sie seien mit Ihrem Liebespartner zusammen, doch er ist verschlossen und nicht bereit, sich mit Ihnen zu verbinden. Fühlen Sie sich zunächst in ihn ein. Seien Sie bereit, Ihren Liebespartner deutlicher zu spüren als sich selbst. Erfühlen Sie seinen Atemrhythmus, die Verspannungen, seine Haltung und Stimmung. Betrachten Sie sein Gesicht und erspüren Sie die Geschichte, die sich in seine Züge eingegraben hat. Seien Sie bereit, Freude und Leid, Wut und Angst Ihres Geliebten zu teilen. Er fühlt sich oft allein, sehnt sich nach mehr Liebe, nach einer wahrhaftigeren Liebe, genau wie Sie. Auch Ihr Partner hat oft das Gefühl, getrennt und emotional isoliert zu sein, und wirft anderen – vielleicht Ihnen – vor, ihn nicht genug zu lieben. Er kann genau wie Sie das Gefühl haben, im Leben gefangen und von der Liebe verlassen zu sein.

Es spielt keine Rolle, ob Sie oder Ihr Partner verschlossen wirken. Ihre Aufgabe als überlegener Liebhaber, als überlegene Liebhaberin ist es, Liebe zu schenken. Wenn Ihr Körper verspannt ist, sollten Sie Ihr Möglichstes tun, um sich zu entspannen und mit Ihrem Körper Liebe zu schenken. Wenn Ihre Atmung angestrengt ist, sollten Sie Ihr Bestes tun, um leicht und tief zu atmen und Liebe zu schenken, indem Sie den Atem mit dem des Partners verbinden. Wenn Sie mit Ihren Gefühlen und Gedanken beschäftigt sind, sollten Sie über sich selbst hinausspüren, damit Sie Ihren Partner voll und ganz fühlen. Denn Liebe ist, voll und ganz zu fühlen.

Erleuchteter Sex bedeutet, über den eigenen Körper, den eigenen Geist und die eigenen Gefühle hinauszugehen, damit Sie den Partner spüren können. Danach gehen Sie sogar darüber hinaus. Spüren Sie sich selbst und Ihren Partner, aber weiten Sie Ihr Empfinden bis zum Horizont jedes Augenblicks aus. Spüren Sie alles, während Sie sich lieben. Helfen Sie Ihrem Partner, sich zu öffnen und zu spüren, indem Sie Ihr eigenes freies Fühlen als Geschenk darbieten.

Erleuchteter Sex ist unbegrenztes Gefühl. Wenn wir nur uns selbst erspüren, unser Fühlen auf den eigenen Körper, den eigenen Geist und die eigenen Gefühle beschränken, hat das mit erleuchtetem Sex nichts zu tun.

Wenn Sie Herz, Körper und Atem des Geliebten spüren können, blicken Sie tief in seine Augen, denn sie sind die Tore zu seiner Seele. Achten Sie darauf, dass Ihre Augen, Ihr Körper und Ihr Atem stets offen und weit sind. Bleiben Sie offen, auch wenn Ihr Partner sich weigert, es Ihnen gleichzutun. Ihr Herz wird sich verschließen wollen, um sich gegen die schmerzhafte Zurückweisung zu schützen, aber ein geschütztes Herz kann nicht fühlen. Ein geschütztes Herz setzt der Liebe Grenzen. Öffnen Sie Ihr Herz auch angesichts der Verschlossenheit, der Zurückweisung und des Verrats Ihres Partners immer wieder von neuem.

Wenn der Partner sich zurückzieht oder verschließt, wird sich Ihr Herz reflexartig verschließen, um sich zu schützen. Üben Sie, sich zu öffnen und zu fühlen, auch wenn Ihr Partner Ihr Herz verletzt. Öffnen Sie sich immer wieder aufs Neue, fühlen Sie sich in Ihren Partner ein und spüren Sie über ihn hinaus. Erspüren Sie ihn selbst, erspüren Sie den Raum, der ihn umgibt, und erspüren Sie dann die äußersten Grenzen des Gefühls. Dann praktizieren Sie erleuchteten Sex. Stellen Sie immer wieder fest, wann Sie nicht bedingungslos lieben, und sagen Sie Ja zur Liebe. Stellen Sie fest, wann Sie sich zurückhalten, und lassen Sie zu, dass Sie sich tief in das Herz Ihres Geliebten einfühlen, sich weit ausdehnen, um alle Lebewesen zu spüren. Seien Sie bereit, die Verschlossenheit Ihres Partners und aller anderen Menschen hinzunehmen, ohne sich selbst zu verschließen. Und falls Sie sich dennoch verschließen, denken Sie daran, sich wieder zu öffnen. Bieten Sie sich und Ihrem Partner immer wieder die Gelegenheit, sich gemeinsam in Liebe zu öffnen und alles zu erfühlen.

Die Entscheidung, sich zu öffnen und zu fühlen, ist das wichtigste Element einer erleuchteten Sexualität, um das wir uns jeden Augenblick von neuem bemühen müssen. Statt uns auf die eigene Lust oder auf die Phasen der Annäherung und des Rückzugs bei unserem Partner zu konzentrieren, üben wir, durch alle Erfahrungen hindurch und darüber hinaus zu fühlen. Wir meiden weder unsere eigenen Empfindungen und Gefühle noch die unseres Liebespartners. Wir nehmen sie wahr, bleiben aber an diesem Punkt nicht in ständiger Fixierung auf Gedanken und Gefühle stecken. Wenn wir üben, werden unsere Herzen weit. Beim Üben schaffen wir Platz, damit wir alle Gedanken und Gefühle, jede Lust und jeden Schmerz annehmen und lieben können, so wie sie kommen und gehen. Sogar wenn unser Partner uns verrät, erinnern wir uns daran, uns wieder und wieder zu öffnen und zu fühlen. Mag sein, dass wir beschließen, unser Verhalten – oder unsere Beziehungen – zu ändern, aber diese Entscheidungen kommen aus einem offenen, fühlenden Herzen.

Licht entströmt unseren weiten Herzen. Das Aufwallen der Liebe lässt die Gesichter erstrahlen. Unser Liebesspiel wird zu einem Tanz des Entzückens. Wenn wir uns den Zeh stoßen, sagen wir vielleicht: »Au!« Und dann öffnen wir uns wieder und verbinden uns erneut mit unserem Partner, spüren über uns selbst hinaus in die Unendlichkeit. Immer wieder. Dies ist erleuchteter Sex, und die in diesem Handbuch vorgestellten Fähigkeiten des überlegenen Liebhabers oder der überlegenen Liebhaberin sollen uns helfen, die Grundbewegungen und Grundrhythmen zu erlernen, damit das Licht der Liebe durch unsere Leidenschaft hindurchscheinen möge.

Möge unsere Sexualität stets als ein Geschenk des Lichts der Liebe erblühen.

Über den Autor

Bestsellerautor David Deida gilt weltweit als einer der besten und provokativsten spirituellen Lehrer, weil er das spirituelle und sexuelle Wachstum von Mann und Frau beständig vorantreibt und weiterbringt. Von seinen Lehren und Schriften über eine radikal praktische und zeitgemäße Spiritualität heißt es, sie gehörten zu den originellsten und authentischsten Beiträgen zu Persönlichkeitswachstum und spiritueller Entwicklung, die es derzeit gibt.

David Deida ist weltweit für seine Seminare über spirituelles Wachstum und geheiligte Sexualität bekannt. Er hat ein erstaunlich wirkungsvolles Programm mit transformativen Übungen entwickelt und zusammengestellt, das sich umfassend mit dem spirituellen Erwachen von Geist, Körper und Herz beschäftigt. Er ist Gründungsmitglied des Integral Institute, lehrt und forscht an der medizinischen Fakultät der Universität Kalifornien in San Diego, an der Universität Kalifornien in Santa Cruz, an der Universität San José, am Lexington Institute in Boston und an der École Polytechnique in Paris.

Deida ist weltweit als Autor von hunderten Essays, Audioprogrammen, Büchern, Videosendungen und Artikeln bekannt, die seinen ganzheitlichen spirituellen Ansatz vorstellen. Seine Bücher werden in fünfzehn Sprachen übersetzt und auf der ganzen Welt veröffentlicht. Sie stehen auf den Lektürelisten von Universitätsseminaren, kirchlichen Seminaren und den Kursen spiritueller Zentren, dienen Männer- und Frauengruppen auf der ganzen Welt als Textgrundlagen und zählen zu den vom Ansatz her tiefgreifendsten Materialien für wahre spirituelle Veränderung, die im Moment erhältlich sind. Zu seinen bekanntesten Büchern zählen *Du bist Liebe, Der Weg des wahren Mannes* und *Nackt zur Wahrheit.*

Mehr von David Deida

Internetseite

Weitere Informationen über David Deidas Arbeit und einen Veranstaltungskalender finden Sie unter

http://www.deida.info

Bücher

Instant Erleuchtung. Schnell, tief und sexy. J. Kamphausen, Bielefeld 2008.

Nackt zur Wahrheit. Ein spiritueller Begleiter für Mutige durch Leben und Tod, Liebe und Sex. J. Kamphausen, Bielefeld 2007.

Sex als Gebet: Leitfaden für Frauen und Männer zu ekstatischer Liebe und Leidenschaft. J. Kamphausen, Bielefeld 2012.

Du bist Liebe: Männer, Sex und tiefes Liebesglück. Ein Ratgeber (nicht nur) für Frauen. Über Männer, Sex und die höchsten Wonnen der Liebe. J. Kamphausen, Bielefeld 2008.

Der Weg des wahren Mannes. Ein spiritueller Ratgeber, der Ihnen hilft, die Herausforderungen in der Beziehung zu Frauen, in der Sexualität und im Beruf zu meistern. J. Kamphausen, Bielefeld 2008.